老眼 近視 緑内障 飛蚊症 etc…

目がみるみるよくなる!

血流アップ押圧

血液循環療法協会会長
大杉幸毅

河出書房新社

目がかすんで、ものが見えづらい。
疲れて肩がこり、目の奥が痛む。
最近、視力が落ちた。
老眼で新聞が読みづらい。

加齢とともに増えていく、そんな目の不調を
「年だからしかたがない」
とあきらめてはいませんか？

いつまでも「**よく見える**」人生を送りたいなら、
気になる症状を放っておかず、
その都度、解決していくのが正解です。

子どもの近視、気になっていませんか?
めがねやコンタクトレンズで矯正しようと考えているなら、
ちょっと待ってください。
その近視、**きっとよくなります!**
方法はとっても簡単!
「ジワー・パッ」とリズムよく
血流アップ押圧をするだけ。

指1本でやさしく「ジワー」っと目の周りを押圧し、
「パッ」と離す。それだけ。
すると目の毛細血管にまで血流が行き渡り、
みるみる不調が改善していきます。

加齢にともなって起こる目の不調や眼精疲労はもとより、
ドライアイ、近視、老眼、白内障《はくないしょう》、緑内障《りょくないしょう》、飛蚊症《ひぶんしょう》など
さまざまな眼病の症状や目の悩みを改善する、
即効性のある「ジワー・パッ」で
今すぐ目の健康を取り戻してください！

まずは
Check!

その症状、眼病のサインかも。あなたの目、大丈夫？

目の検診、定期的に受けていますか？
眼病トラブルは早期発見がカギ！
今のあなたの目の状態を知るために、
ぜひチェックしてみてください。

Check
1
近視・遠視・乱視

□近くのものはよく見えるのに、離れるとぼやけて見えにくい
□近くのものが見えにくく、遠くもあまりよく見えない
□ものが二重に見え、焦点を合わせられない
□ものを見るときに、目を細めてしまう
□めがね、コンタクトレンズを使用している
□新聞などの文字を読むとき、焦点が合わない
□寝転んで本やテレビを見ることがよくある
□1日1時間以上、スマホやパソコンの画面を見る
□肩がこったり頭痛がしたりする
□目から30㎝以上離すと新聞や本の字が見えない

4つ以上あてはまった人は14ページへ

Check
2
老眼

- □ 新聞やスマホを見るとき、つい目から離してしまう
- □ 近くのものに焦点が合いにくく、ぼやける
- □ 小さな文字を読むのがつらくなってきた
- □ 薄暗かったり夕方になったりすると近くのものが見えにくい
- □ パソコンの作業で以前より疲れやすくなった
- □ 普段はめがねをしているが、近くを見るときは外す
- □ 目がしょぼしょぼする
- □ 目が痛い
- □ 肩こりや頭痛に悩まされている
- □ めまいや吐き気がすることがある

4つ以上あてはまった人は16ページへ

Check
3 眼精疲労・ドライアイ

- □ 目がかすむ
- □ 目が重い
- □ 目がかすむ、しょぼしょぼする
- □ 目が乾く
- □ 視力が落ちた
- □ 肩こり、頭痛がひどく、吐き気がすることもある
- □ まぶたが痙攣《けいれん》する
- □ 目が充血する
- □ 光がまぶしくてしかたないときがある
- □ よく涙が出る

⬇4つ以上あてはまった人は18ページへ

Check 4
飛《ひ》蚊《ぶん》症《しょう》・網《もう》膜《まく》裂《れつ》孔《こう》・網《もう》膜《まく》剥《はく》離《り》

- □ 黒い点や糸くずのようなものが見える
- □ 虫が飛んでいるように見える
- □ 目を動かしても糸くずや虫は消えない
- □ 光に当たっていないのに光を感じる
- □ 目を閉じていてもチカチカする
- □ 視界の中で見えないところがある
- □ 視力が落ちた
- □ ものがゆがんで見える
- □ ストレスが多い
- □ アトピー性皮膚炎がある

↓4つ以上あてはまった人は20ページへ

Check 5

加《か》齢《れい》黄《おう》斑《はん》変《へん》性《せい》・中《ちゅう》心《しん》性《せい》漿《しょう》液《えき》性《せい》脈《みゃく》絡《らく》網《もう》膜《まく》症《しょう》

□ ものがゆがんで見える
□ 見たいところが見えない
□ 目がかすむ
□ 視力が落ちた
□ ものが小さく見える
□ 片方の目をふさいで片目で見比べると、一方だけ暗く見える
□ 色が判別できないことがある
□ 視野の片側がぼやける
□ 目がとても疲れる
□ スマホやパソコンを長時間使っている

4つ以上あてはまった人は22ページへ

Check 6
白《はく》内《ない》障《しょう》

- □ 視力が低下した
- □ 太陽や照明がひどくまぶしく感じるようになった
- □ 暗いところでとても見えづらくなった
- □ 明るいところでも見えにくいことがある
- □ ものが二重、三重に見える
- □ 視界が全体的にかすんでいる
- □ めがねの度が合わなくなった
- □ 距離感がつかめず、転んだことがある
- □ アトピー性皮膚炎がある
- □ 糖尿病がある

↓4つ以上あてはまった人は24ページへ

Check

7

緑《りょく》内《ない》障《しょう》

□目が充血し、痛む

□頭痛や吐き気がすることがある

□目がかすむ

□自分の鼻が見えない

□照明を見ると、虹がかかったように見える

□片方ずつ目を隠してカレンダーを見ると、見え方に差がある

□視界の一部分が欠けている

□眼圧が高い

□遠近感や立体感がわかりづらい

□両親または、きょうだいに緑内障の人がいる

↓4つ以上あてはまった人は26ページへ

次のページから各症状について解説しています。
気になる眼病や目の症状があれば
あわせて読むようにしましょう。

近視・遠視・乱視のあなた

スマホやパソコン……文明の利器が視力の低下を加速させている

6ページのCheckで4個以上あてはまった人は、目のピントを合わせる機能に問題があります。

近視は、小学生時代から始まる子どもが多く、近くは見えるけれど遠くが見えづらいという症状です。テレビやパソコン、タブレットやスマホに目を近づけ、凝視し続けるだけでなく、ディスプレーから発する、角膜まで届くというブルーライトを浴びているのですから、視力が低下しないわけがありません。

また、社会人にとってスマホやパソコンは欠かせない世の中なのですから、近視を防ぐには個人個人でそれを意識し、対策を取るしかありません。

遠視は、遠くのものはよく見えると誤解されがちですが、そうではありません。網膜より奥で焦点が合ってしまうので、近くのものが見えにくく、遠くのものも見ようと意識しないと見えづらいという症状があります。常にピントを合わせようと目を酷使しがちなので、目が疲れやすくなります。

乱視は、角膜や水晶体のカーブが不規則でゆがんでいるため、焦点を一点に合わせられず、遠近にかかわらず二重に見えたり、ぼやけたりするといった症状があります。また、縦方向が見づらい、横方向が見えにくいなど、人によって症状に違いもありますが、近視や遠視があると乱視になりやすいといわれます。

どんな症状でも、見えにくい状態で無理をして焦点を合わせたり、目を酷使し続けたりしていると、眼精疲労や肩こり、頭痛を引き起こす原因にもなります。

「ジワー・パッ」で1日2、3回、目の血流をよくして、自分の目をいたわってあげましょう。

老眼のあなた ※スマホ老眼も含む

ピントを合わせる調節力が弱まっている

7ページのCheckで4個以上あてはまった人は、老眼が始まっている可能性があります。

本来、老眼とは加齢にともなって40代以降に現れる、いわゆる老化現象です。目のピントを調整する水晶体の働きが鈍くなり、焦点を合わせづらくなった状態であり、特に近くを見るときに焦点が合いにくく、離すと見えるという症状が特徴です。そのため、遠視と似たものであると誤解されがちです。

近年は、スマホやパソコンなどの普及により、老眼が早く始まってしまう人や、若くても老眼のような症状が出る「スマホ老眼」といわれる症状に悩む人が増えています。

近くを見ようと水晶体を厚くしたり、遠くを見るために薄くしたりしているのは、目の周りの筋肉です。長時間、液晶画面を凝視していると、まばたきが減り、ドライアイを引き起こすとともに、目の周りの筋肉が緊張しっぱなしになり、疲れてしまいます。すると、焦点を合わせるための調節力が低下してしまうのです。

このとき、目の周りの血液は疲労物質でいっぱい。血流が滞《とどこお》り、酸素の供給が足りないうえ、老廃物がスムーズに流れず、老化を早めている状態です。

パソコンやタブレット、スマホを操作する場合は、30分ごとにでも目を離し、遠くを見たり、目のストレッチ（顔を動かさず眼球だけを上下左右に動かしたり、ぐるぐる回すなど）をしたりして、筋肉を緩めてあげましょう。あわせて「ジワー・パッ」を習慣にして血流をよくし、目の筋肉の緊張を和らげ、疲れを取ってください。

眼精疲労・ドライアイのあなた

心や体のストレスが目の負担を増大させる

8ページのCheckで4個以上あてはまった人は、眼精疲労やドライアイになっている可能性があります。

眼精疲労は、ただの目の疲れではありません。目を休ませても簡単に回復しないほどのひどい状態です。原因はさまざまで、目や体に病気をかかえていたり、目が厳しい環境にさらされていたり、精神的なストレスなどが挙げられます。

改善するには、原因を知り、それを解消することです。「ジワー・パッ」で血流をよくして、疲労物質や痛みの元を取り除いてください。

ドライアイになると、眼球が乾いて痛くなったり、ゴロゴロしたり、光をまぶしく感じたりします。

私たちの目は、すぐに乾いてしまわないよう、まぶたにある皮脂腺《ひしせん》から分泌される脂肪で、角膜の表面に膜を張っています。しかし、この皮脂腺が詰まると脂肪の分泌が止まり、膜ができないため眼球が乾きます。その原因は、脂肪の分泌が多過ぎたり、血流が滞ったりしていることが考えられます。ほかにも、ストレスなどで交感神経が優位なまま副交感神経が抑制されて、涙の分泌量が減り、まばたきの回数が減少してドライアイを引き起こすこともあります。

デジタルゲームが大好きな人や長時間パソコンで作業をしている人、甘いものが好きでよく食べる人、喫煙者、コンタクトレンズ使用者、市販の目薬を多用する人などが、ドライアイになりやすい傾向にあります。

ドライアイになると、目に入った細かい異物を涙で流すことができず、角膜を傷つけてしまうおそれがあります。

「ジワー・パッ」をおこなって、涙で眼球の表面にうるおいを与えましょう。

飛蚊症・網膜裂孔・網膜剝離のあなた

深刻なのは網膜裂孔から網膜剝離に進むこと

9ページのCheckで4個以上あてはまった人は、飛蚊症の可能性や、網膜裂孔または網膜剝離が疑われます。

明るいところを見たとき、目の前に黒い点や糸くずのようなものが見えたり、虫が飛んでいるように見えたりする症状がある人は飛蚊症を疑ってください。見えている黒いものは、まばたきをしたり、目をこすったりしても消えてくれません。

水晶体と網膜の間にある、ゼリー状のコラーゲン線維でできた硝子体《しょうしたい》の隙間をヒアルロン酸と水が埋めているのですが、老化によってこのゼリー状のコラーゲン繊維が切れたり、ゆがんだりします。すると、ゼリー状の部分と水の部分とが分かれ、束になったコラーゲン線維がほつれたり切れたりします。それが網膜に映り、糸くずのような黒いものが見えているのです。

飛蚊症には、前述した老化現象のほか、生理的に起こる病気ではないものもありますが、どちらもそんなに気にしなくて大丈夫です。これにも「ジワー・パッ」が効果的です。著者も、飛蚊症を「ジワー・パッ」で改善しました。

ただし、網膜裂孔や網膜剥離、眼底出血といった病気による飛蚊症には注意が必要です。

網膜裂孔は、ゼリー状のコラーゲン線維でできた硝子体が変質することにより網膜が引っ張られ、裂け目や孔《あな》ができてしまった状態。そのままにしておくと、網膜剥離へと進む可能性があります。

これらの病気になった場合は、影が濃く見える、今までよりも黒いものの数が増えた、視野が欠けるといった症状が現れます。「ジワー・パッ」で目の血流をよくするとともに、すぐに専門医の診察を受けることをおすすめします。

加齢黄斑変性・中心性漿液性脈絡網膜症のあなた

目の中央部の毛細血管に栄養素を届けて

10ページのCheckで4個以上あてはまった人は、加齢黄斑変性や中心性漿液性脈絡網膜症が疑われます。日本人に急増している加齢黄斑変性は、50代以降で喫煙習慣のある男性に多いとされています。

加齢黄斑変性は、網膜の中心にある黄斑部に加齢によって異常をきたす病気です。黄斑部には光を感じる細胞や毛細血管が集まっており、ここに光が集中するため負担がかかり、疲弊《ひへい》します。

そして、加齢とともに回復する力が低下すると、酸素や栄養の供給が間に合わないため修復が追いつかなくなります。それでもなんとか酸素や栄養の供給を滞らせないようにと、新しい毛細血管(新生血管)が生み出されるのですが、これがもろく、すぐに破れて出血してしまうのです。するど、視野の中心部が暗くなり、ゆがんだりぼやけたり、色の識別にも支障をきたすようになります。

黄斑部は血管の老化の影響を受けやすい部位なので、「ジワー・パッ」で血流をよくし、疲弊した黄斑部の回復力をサポートしてください。

中心性漿液性脈絡網膜症は、黄斑部に障害が起こるため、加齢黄斑変性に似た症状があります。20〜50代の男性に多く、その原因はわかっていないのですが、ストレスや過労が大きく関わっているといわれます。自然に治ってしまうことも多い病気ですが、治りにくかったり、再発をくり返すこともあるので注意が必要です。

心身ともに疲れたときは、「ジワー・パッ」で自分をいたわりましょう。血流をよくすれば、ストレスによるもやもやした気分も、老廃物と一緒に流れていくでしょう。

白内障のあなた

白内障と診断されたら進行を遅らせる対策を

11ページのＣｈｅｃｋで４個以上あてはまった人は、白内障が疑われます。

白内障は、水晶体が白く濁ってしまう病気です。50代以降に現れる老化現象で、水晶体のどの部分が濁るかによって症状に違いはありますが、その多くは目のかすみやまぶしさを感じ、視力低下も起こります。

紫外線を浴びる機会が多い人は白内障にかかりやすいと考えられており、そのほかにステロイドの副作用や糖尿病の合併症、アトピー性皮膚炎や外傷によって白内障になる場合もあります。

白内障は進行したら、めがねなどで矯正できるものではありませんので、白内障の診断を受けたら、まずその原因を断つことが先決です。

たばこを吸っている人は禁煙を実行しましょう。喫煙は抗酸化物質のビタミンCを大量に消費するので、活性酸素（体内でつくられる酸化物質）の影響が考えられます。水晶体のタンパク質が酸化すると濁りの原因になるからです。

紫外線も活性酸素を増やすので、なるべく紫外線に当たらないように気をつけましょう。外に出る際は帽子をかぶり、ＵＶカットの機能がついためがねやコンタクトレンズを用いるなど、できるだけ早い段階で対策してください。

白内障は初期段階を過ぎて日常生活に影響が出てくると、手術による治療がおこなわれます。しかし、手術をしても必ず元通りになるという保証はありません。手術を回避したい人は、先に述べた対策を取ることと、あわせて「ジワー・パッ」で目の老化を防ぎながら、視界をクリアにして改善のサポートをしてください。

緑内障のあなた

自覚しないまま視野が欠け、見える範囲が狭くなる

12ページのＣｈｅｃｋで4個以上あてはまった人は、緑内障の可能性があります。

緑内障は、主に眼圧（眼球の内側から外側にかかる圧力）の影響で発症します。自覚症状がないため、それが治療の開始を遅らせてしまう大きな要因となっています。

また、放置すると失明のおそれがある危険な目の病気です。

眼球は房水《ぼうすい》という液体で満たされていて、房水は眼圧を一定に保って角膜や水晶体に栄養素を送っています。しかし、なんらかの原因により房水の量が増

えると眼圧が上がり、脳とつながる視神経乳頭《にゅうとう》に障害が生じます。すると、目から伝わるはずの情報が遮断され、視野が欠損するのです。

緑内障は「ストレスの病気」ともいわれ、緊張しやすい人、夜ふかしの生活や運動不足などの生活習慣が強く影響していると考えられます。

緑内障は、別の目の病気で受診するか、定期健康診断の眼底検査で発見されることがほとんどのため、そうした機会がない人は発見が遅れてしまいます。

ほとんどの人が両目に発症します。ただ、左右の進行には差があり、たとえ視野の欠損があっても、もう一方の目が補ったり、脳がイメージを補正したりして、見えにくいはずの部分が補完されてしまうため、自覚症状として意識できません。普段、片目でものを見ることがないため、気づきにくいのです。

ですから、健康診断や、片目ずつ視野を確認するセルフチェックでの早期発見がとても重要です。そして、自分でいつでもできる「ジワー・パッ」で、常に目の血流をよくしておきたいものです。

もくじ

第1章 近視、老眼、疲れ目、眼病の日本人が急増中

第2章
目の不調はすべて血流が解決する

第3章
実践編
「ジワー・パッ」と押すだけ目の血流アップ押圧

第4章 目がぐんぐんよくなる生活習慣

はじめに

私がおこなっている「血液循環療法」は、手の指を使って不調箇所の血液循環をよくして症状を改善する手技療法です。目の不調や首・肩のこり、ひざの痛みなど、悪いところに触れておこなえるのが特長で、マッサージや指圧のように強い刺激を加えるような手技療法とはまったく違います。

合い言葉は「ジワー・パッ」。
手の指で「ジワー」っとソフトに圧をかけ、「パッ」と素早く離す。

たったこれだけ。手技療法で目の諸症状を改善できるのは、血液循環療法しかありません。私たちが病気や不快な症状に悩まされている場合、その不調箇所の周辺には「押すと痛いところ」や「しこり」が現れ、その部分の血液の流れが滞っています。そこを「ジワー・パッ」とやさしく押圧し、流れの悪くなった毛細血管に血液を行き渡らせることで、症状がよくなる、というのが血液循環療法の原理です。

あるとき、私は山形県と秋田県にまたがる鳥海山に登りました。6月だというのに残雪があり、おまけにサングラスが必要なほどの強い日差しでしたが、あいにく持っていなかった私は紫外線で目をやられてしまいました。

帰ってきてから、最初はフラッシングがきて驚きました。そのうち虫が飛んでいるような黒い点が見えるようになったのです。目を日焼けしたことによって活性酸素が発生し、それで「飛蚊症」になってしまったのでしょう。

そこで私は、もともと「目」には用いなかった血液循環療法ですが、目も同様に改善できるのではないかと思い、自分で試してみることにしたのです。トイレに入ったときに、目の「ジワー・パッ」を時々おこないました。

するとどうでしょう、くっきりと見えていた黒い点がだんだん薄くなり、数カ月後にはすっかり消えてなくなったのです。

それから、私のところに来られる方で目に不調があるという人に施術し、自分でもできる「ジワー・パッ」をお教えしたところ、みなさん、次々と症状が改善していったのです。

眼科で「飛蚊症」と診断された60代の女性は、「年を取ったらそういう症状が出る人もいる。慣れるしかありません」と言われ、薬も出してもらえなかったといいます。「治療法はない」とも言われ、もはやあきらめていたのだそうです。その方は、股関節痛で私のところに来られたのですが、飛蚊症のことをお聞きしたので、目の施術もあわせておこない、自分でできるようにもお教えしました。月に1回は私が施術し、ご自身でも1日1回「ジワー・パッ」をしていたところ、半年で黒い点が気にならなくなり、日光がまぶしくて常用していたサングラスなしでも外を歩けるようになったと喜ばれました。

また、レーザー手術でも治らなかった「網膜裂孔」と「二重見え」がたった4カ月で改善した50代の女性もいらっしゃいます。

眼科では「飛蚊症」と「眼精疲労のひどい状態」と診断されたそうですが、処方はビタミン剤を出されたのみ。首や肩のこりがひどく、下半身の血流も悪くて右足が棒のように動かないと感じていたため私のところに来られました。

血液循環療法により、その場で右足が動くようになり、目もラクになったと驚かれていました。ご自分でも目の「ジワー・パッ」を毎日続けておこなったところ、2カ月で「二重見え」がなくなり、3カ月後には目の周りのかたさが取れ、わずか半年ほどで元通りに見えるようになったと喜ばれました。

ほかにも、2度の「眼底出血」を経験された70代の女性は、「霧が晴れたようにはっきりと見えるようになった」と報告してくださいましたし、手術をすすめられた20年来の「白内障」の方も、私の施術後には目がすっきりして、よくなる手ごたえを感じていらっしゃるといいます。

このように、私だけでなく多くの方が、血液の流れをよくして目の不調を改善しています。

さらに「視力の低下」が不安だった小学生の視力アップのほか、129ページからの体験談でくわしくご紹介しますが、失明するかもしれないと診断された「緑内障」の方の眼圧が下がった、手術するしかないと大学病院で言われた「加齢黄斑変性」の方が、手術はもうしなくていいと言われるまでに改善した――などという実例もあります。

目の不調を取り除けば、目はぱっちりと開き、気持ちも軽くなってきます。さっそく、みなさんも「ジワー・パッ」で目の不調を改善して、ラクになってください。

大杉幸毅

第1章

近視、老眼、疲れ目、眼病の日本人が急増中

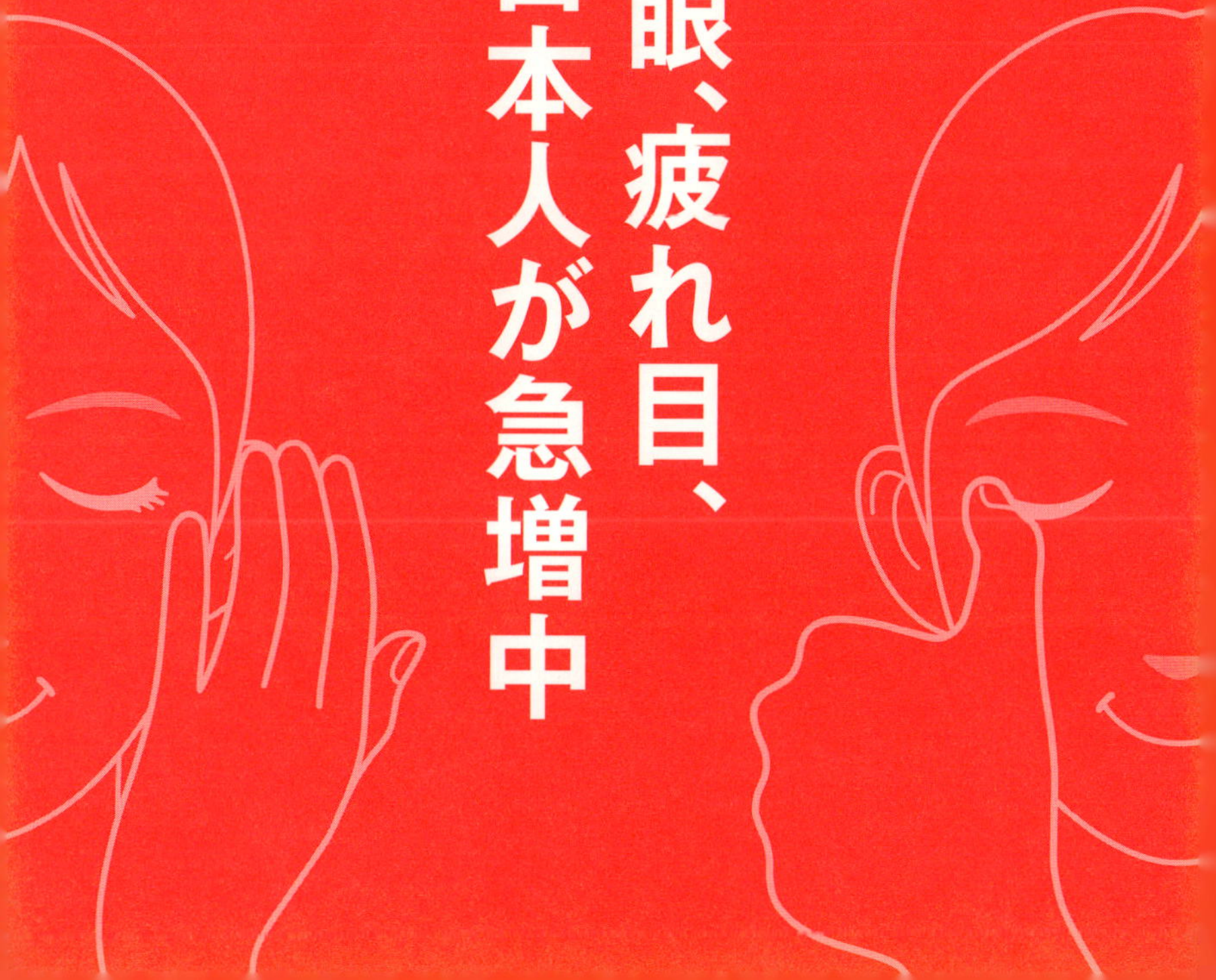

目の悪い日本人が多いわけ

日本人に近視が多いことは、18歳までは文部科学省の「学校保健統計調査」、18歳以上の人は警察庁の「運転免許統計」から推計されます。

ここでは18歳以上を前提にお話しします。運転免許保有者のうち約半数（平成30年度）が「眼鏡等使用」という条件つきです。つまり、**日本人の約半数は視力が不足しているということです**。

なぜ日本人は、これほどまでに目の悪い人が多いのでしょうか。

日本は、東アジアの温帯モンスーン地帯に位置しており、次々と低気圧がやってきます。すると、低気圧のせいで高山に登ったときのように末梢への酸素の供給が減少してしまい、血の流れが悪くなります。血液の流れが滞った状態を東洋医学では「瘀《お》血《けつ》」といいます。日本人に「瘀血」の人が非常に多くいるのはそのためです。激しい気圧の変化にすぐさま体を適応させられない人は、さまざまな症状に悩まされることになります。

血液の流れが滞ると、目の毛細血管に酸素や栄養が行き渡らなくなって視力は低下し、また視力低下以外にも「飛蚊症」や「緑内障」「老眼」などの症状を引き起こすことがあります。

昨今、テレビやパソコン、スマホなど液晶画面を長時間見続けるライフスタイルの人が多くなっています。長時間、近くに焦点を合わせようと目の周りの筋肉を酷使しているわけですから、疲労物質をたくさん発生させ、目の周りの血流を滞らせてしまいます。そうなると、視力が低下するのは当然のことといえるでしょう。

気圧が安定しない日本において、このような現代のライフスタイルは、目の悪い人をどんどん増やしている大きな要因になっているのは間違いありません。なお、気圧が安定した大陸で発展した西洋医学には「瘀血」という考え方はなく、もちろんその対処法もありません。

子どもの裸眼視力の急低下は深刻

近年、子どもの視力が低下しています。めがねをかけた子どもが増えたことを実感しているお父さん、お母さんは多いのではないでしょうか。「学校保健統計調査」によると、小学生の3人に1人は、視力1・0未満です。中学生では約半数、高校生になると約7割が視力1・0未満（いずれも平成30年度）という現状が判明しています。これは、**40年ほど前に比べ、現代の子どもたちの近視の割合は3倍以上に増えている状況です**。

先にも述べたように、長時間のゲームやスマホ、パソコンの使用で液晶の明るい画面を見続けることは、視力低下に大きく影響しています。

特にそれらから発せられるブルーライトは、人の目で見ることができる光（可視光線）の中で最も波長が短い（380〜500㎚）青色光で、強いエネルギーを持っています。それは、**角膜や水晶体で吸収されずに目の奥にまで届**

くため、網膜に影響し、目の疲れや痛みを誘発します。

そして、目だけに限らず全身にまで影響はおよびます。

ブルーライトのエネルギーは、睡眠障害や精神障害を起こし、肥満やがんを誘発するとまでいわれ、子どもへの影響は大人以上に深刻です。

厚生労働省のガイドラインで「1時間のVDT（デジタルディスプレー機器）作業をおこなった際には、10～15分程度の休憩を取る」ことが推奨されているほどです。

液晶画面を長時間見続けると、目の周りの筋肉を緊張させ続けることになり、疲労が積み重なります。近くばかりを見ていることで、近くを見る状態で筋肉も固定されてしまいますから、遠くが見えにくくなるのです。さらに、まばたきを極端に減らすため、慢性的なドライアイを招くことにも。

目は一生ものです。子どものゲームやスマホ、パソコンの使用については、時間の制約をしっかりと話し合い、管理する大人の役割がとても重要です。

子どもの近視はよくなる

小学生になると「黒板の字が見えにくい」と、訴える子どもがたくさんいます。そして、めがねやコンタクトレンズを使用するようになるのですが、それには「待った」をかけたいところです。

実は、このくらいの年齢の子どもは真正の近視ではなく「仮性近視」という状態であることがよくあり、視力も安定しません。

目には水晶体というレンズがあり、そのレンズを厚くしたり薄くしたりすることでピントを合わせてものを見ています。水晶体の厚みを調整するために伸びたり縮んだりしている毛様体筋《もうようたいきん》という筋肉が、一時的に固まってしまうと、ものが見えにくいと訴える原因になります。

近年は、さまざまなことが要因で外遊びをしなくなって、屋内で過ごす子どもが多くなっています。すると、遠くを見る機会は少なくなり、近くを見ることばかりです。たとえば、テレビやスマホ、ゲームの画面などを長時間見続けていると、近くを見るために厚くした水晶体のまま、毛様体筋が固まってしまいます。すると、黒板などのちょっと遠くのものが見えづらくなるのです。

とはいえ、子どもの毛様体筋は老化してかたくなっているわけではなく、まだ柔軟ですから、視力を回復する可能性は大いにあります。

それには、**スマホなどの画面を見ることをしばらく休ませ、近くだけでなく遠くを見るように意識させて、「ジワー・パッ」で血流を上げることです**。

実際に、眼科医からめがねをすすめられた小学2年生の子の近視を改善したいと、ご両親が娘さんを連れて私の治療院に来られました。

私の6回の施術と、自宅で「ジワー・パッ」のセルフケアをおこなった結果、視力は**0・6→0・9へと改善しました**。

近視でも、早い時期に目の血流を改善すると回復します。めがねやコンタクトレンズに頼ってしまう前に、ぜひ「ジワー・パッ」をおこなってください。

放っておくと危ない眼精疲労

眼精疲労は〝疲れ目〟とは違います。

目を休めると疲れ目は解消されますが、**眼精疲労は疲れ目のもっとひどい状態のことをいい、目を休めたところで簡単には回復しません**。肩こりや眼痛、頭痛なども併発してしまうことがあります。

そして、眼精疲労からドライアイになることも。ドライアイになると、眼球の表面がホコリなどの異物で傷つきやすくなるので、目の不調が広がる可能性もあります。

眼精疲労の原因には、次のようなものが挙げられます。

● **目に病気がある**

● **体に病気がある**

●目にとって環境が悪い（目の使い過ぎのほか、さまざまな化学物質など）

●精神的ストレスがある

眼精疲労の解消には、その原因を知り、それを一つひとつ解消していく必要があります。

そうはいっても、仕事で目を酷使することは避けられないし、目や体の病気が治らないことには精神的ストレスも解消されない……。なかなか簡単なことではありませんよね。

でも、そんな人も大丈夫です。それらを解消する一番の近道があります。

それが「ジワー・パッ」です。

血流がよくなれば、目や体の病気もよくなり、副交感神経が優位になることでストレスも軽減されます。

ぜひ、今すぐ始めてください。

若年性緑内障になる人が増えている

緑内障は、徐々に視野が欠けていく目の病気です。

そのまま進行していくと失明に至る可能性があるにもかかわらず、緑内障はある程度進行しないと自覚症状が出ません。なぜなら、左右両方の目でものを見る私たちは、視野が欠損したり狭くなったりした目をもう一方が補って見る「補完」という性質を持っているためです。

日常では片目でものを見ることはあまりしませんから、定期的に緑内障の自己チェックをしてください。片方の目をふさいで、もう一方の目で文字や景色を見てみるという簡単なチェックなので、いつでもできます。

近年、緑内障は高齢者だけのものではなくなりつつあります。

早い人は20代でも発症しますし、実際、30代、40代で緑内障になる「若年性」が増えています。

その原因はまだ解明されていませんが、以前は、眼圧の高い人が緑内障になるといわれていたため、眼圧が高くなければ緑内障の検査を受けることがなかったから、という見方ができます。

近年では、**日本人には眼圧が高くなくてもなる「正常眼圧緑内障」の人が多いことがわかっています**。以前は診断されにくかった正常な眼圧の人も、健康診断や目の不調を感じて検査をしたら緑内障が発見された、というケースが増えてきているからかもしれません。また、パソコンやスマホの長時間使用が目を疲弊させ、血液の流れを悪くして、若い年代から緑内障を引き起こしているのかもしれません。

緑内障は治りにくいといわれますが、**「ジワー・パッ」なら視神経の血流を改善することができるので、進行を防ぎ、回復することも期待できます**。あきらめないで1日2、3回の「ジワー・パッ」を続けてください。

40歳以上の日本人の約5％は緑内障に

40歳を過ぎたら、日本人の20人に1人は緑内障といわれています。

不惑《ふわく》を過ぎてクラス会をしたら、40人学級なら緑内障が2人もいるということです。もし今、自覚症状がないとしても、それだけの確率で緑内障になるということは、念頭に置いておいてください。

このくらいの年齢になれば、老眼も気になり始めて、目のピント調整がスムーズにいかなくなる人も多いことでしょう。

すると、目はとても疲れやすくなります。

目が疲れてくると、血液中に疲労物質や老廃物が溜まり、血流が悪くなります。そうなると、緑内障になる可能性はどんどん高まるのです。

昨今のパソコンやスマホを長時間使用する日常は、下を向く習慣であるという見方もできます。**下ばかり向いていると、眼圧は上がりやすくなります**。パソコンやスマホを見る位置を工夫して、あまりうつむかなくても操作できる環境を整えることをおすすめします。

そして、**ときどき上を向いて目を閉じ、眼圧を解放し、目を休ませるようにしてください**。

「ジワー・パッ」は、老化を遅らせるひとつの方法でもあります。できれば、緑内障や白内障になる前に、予防の意味での「ジワー・パッ」を習慣づけていただきたいものです。

そして、片目をふさぐ自己チェック（46ページ）も忘れずに。定期的にチェックすることで早期に症状に気づくことができ、早めに手を打って進行を遅らせる対策を取ることができるからです。

肩こり、便秘に悩む人に緑内障が多い

緑内障になった人に聞くと、早寝早起きで適度な運動をしている人はほとんどいません。たいていは、夜ふかし、運動不足、食べ過ぎ、甘いものが好きで毎日間食をしている、などという人が多いのが特徴です。

緑内障は生活習慣病のひとつであるといわれるのは、このためです。

加えて、ほとんどの人に慢性的に肩こりがあり、便秘で悩んでいる人が多い傾向にあるのも特徴です。

夜ふかし、運動不足、食べ過ぎ、甘いものを食べる……。これらは血流を悪くすることばかりです。そのせいで緑内障を引き起こし、肩こりを慢性化させ、便秘になっていると考えられます。

肩こりは肩周りの血流が滞って起こり、目の痛みや不調、頭痛なども引き起こします。

便秘は、血流がよくないせいで腸の働きが悪くなって起こります。肌ツヤが悪くなり、体調がすっきりしなくなります。

つまり、緑内障は、**血流をよくして視神経に血液をスムーズに循環させるのが改善への近道なのです**。

これらをすべて解消するために、

1. 早寝早起きをする
2. 栄養バランスのよい少食にする
3. 適度な運動をする
4. 甘いものをやめる（間食をしない）
5. 「ジワー・パッ」で血流を上げる

この5つを毎日実行してください。緑内障になってしまった人はもちろん、緑内障を予防したい人にも有効です。

目の栄養不足が老眼を招く

前述したように、40代以降、加齢にともなって起こるのが老眼です。

通常、眼球の中にある水晶体がレンズの役割をしており、焦点を合わせるために厚みを調整しています。この調整に関わっているのが、水晶体を支える毛様体筋という筋肉で、これが伸び縮みすることで水晶体の厚さが変化します。

しかし、年を取ると、筋肉と同様に毛様体筋がかたくなり柔軟性を失うことで、近くに焦点が合わせづらい状況に陥ります。これを老眼と呼んでいます。老眼はまさに目の老化現象です。

老化は血流と大きく関係しています。血流が滞ることで酸素や栄養素がスムーズに運ばれなくなり、血管も細胞も栄養不足になるため老化するのです。**目は特に毛細血管の集まるところなので、栄養不足になるとてきめんに影響を受けます**。それが、視力の低下やさまざまな目の病気、加齢による老眼など、どんな症状で目に現れるかわかりません。

私は、「ジワー・パッ」のおかげもあってか、60歳を過ぎても老眼にならずに済んでいましたが、最近70歳になって、ついに小さな文字は老眼鏡に頼ることも出てきました。ですが、同い年の人より若いという自負はあります。

老眼を「年だからしかたない」とあきらめてしまっては、もったいない。目の周りの血流をよくすれば、40代、50代でまだまだ不自由を感じる必要はないのですから。

「そろそろ老眼鏡かな」と感じている人は、食事や生活習慣を見直すとともに、まず朝昼晩の「ジワー・パッ」を習慣づけてください。すると、**毛様体筋の柔軟さを取り戻せて、近くのものが今より見えやすくなってきます**。そして、「ジワー・パッ」を継続することで、大切な目をできるだけ見える状態で維持していってほしいと思います。

若者にも急増中の「スマホ老眼」

最近よく聞く「スマホ老眼」という言葉。

みなさんも何度か耳にしたことがあると思います。近年、子どもから大人まで、目が疲れた人が多い**原因は、ずばりスマホの見過ぎです**。

子どもや若者は、中高年と比べて近いところを長時間見続けることができます。目はすでに疲弊しているはずなのに、スマホのゲームや動画などが楽しいと、無理の利く「若さ」で疲労を乗り越えてしまい、目を酷使し続けるのです。

至近距離でスマホを見続けた目は、水晶体の厚みを調節して焦点を合わせる役目をしている毛様体筋をこり固まらせます。そのため、若いにもかかわらず、見たいところに焦点が合わせづらい老眼のような症状、いわるゆ「スマホ老眼」の人は増える一方というわけです。

また、黒目の瞳《ひとみ》が内側に寄って戻らなくなってしまう「急性内斜視《ないしゃし》」の若者も増えているといいます。目は近いところを見る際に、黒目を寄せる動きをしますが、長時間にわたってスマホを見続けると、その状態が固定化しやすいおそれがあるのです。これもスマホの過度な使用が原因といえるでしょう。

さらに、スマホ老眼を放っておくと、その影響は目の障害だけにとどまりません。ひどい肩こりや頭痛に悩まされるようになったり、勉強や仕事で集中力を維持できなくなったり、気分がむしゃくしゃするなど、日常生活に支障をきたすこともあり得ます。

そうなる前に、**「ジワー・パッ」でこり固まった目の周りの筋肉をほぐして、スマホばかり見る生活を改善してください**。

人生は一度きり、目は一生ものです。

目を守るスマホの使い方

パソコンやスマホの画面を見ている間、私たちの目は、ディスプレーから出続けている光にさらされています。

その光には、「ブルーライト」という、目の奥にある網膜にまで届く強い光が含まれています（40ページ参照）。

もともと自然界にもある光ではありますが、パソコンやスマホが普及しただけでなく、ブルーライトを含むＬＥＤが普及したことで、私たちは十数年前よりもずっとこの光にさらされる時間が長くなりました。

ブルーライトは視力低下や睡眠障害など、目や体に影響をおよぼすことはわかっており、厚生労働省のガイドラインでも「１時間のＶＤＴ作業をおこなった際には、10～15分程度の休憩を取る」とあります。

それほどまでに悪い影響をおよぼす光を長時間浴びていては、網膜が受けるダメージも深刻ですし、目が疲れないわけがありません。

目は、ある意味むき出しです。コンタクトレンズやめがねなどを使用していなければ、カバーするものは何もないからです。


現在の私たちの生活では、ブルーライトを回避することはできないでしょう。スマホによっては、ブルーライトをカットした赤みがかった画面に変更できるものもありますから、そういった機能を利用してください。また、ブルーライトカットのめがねを使用したり、長時間見続けないように注意したりと、**できるだけ目に受けるブルーライトの量を減らす努力をしてください**。

さらに、スマホを見る際は目を近づけずに、できるだけ30㎝以上離すようにしましょう。

そして、毎日の「ジワー・パッ」で血流をよくして目の疲れを取り、目の健康を守ってください。

喫煙が目を悪くする

老化にともなって、目の奥の網膜の中心（黄斑部）に異常が生じ、視力が低下するのが「加齢黄斑変性」です。ものがゆがんで見えたり、視野の中心部が暗くなり見えづらくなったりといった症状が現れる病気で、進行すると視力の回復が不可能になってしまいます。

網膜は、光の刺激から形や色を識別して脳へ伝えています。網膜の中央にあたる黄斑部には、光を感じる細胞や毛細血管が多く集まっており、ここに光が集中するため負担がかかり、ダメージを受けます。

正常なときは、自然に回復するので問題ありませんが、加齢によって回復力が落ちるため、修復が追いつかなくなり、徐々に異常をきたすのです。**網膜はいったん破壊されると、再生させることも取り替えることもできません**。早期に発見し、進行を抑えることが大事なのです。

「加齢黄斑変性は喫煙者に多い」ということは、昔からいわれています。加齢黄斑変性の人を男女比でみると、男性は女性の3倍にもなります。喫煙者が男性のほうが圧倒的に多いことを考えると、つじつまも合います。

実際に、喫煙は加齢黄斑変性の最大の危険因子です。

なぜなら、喫煙すると体内のビタミンCを多量に消費してしまうので、抗酸化力を不足させると同時に、活性酸素を増やす原因になっているためです。活性酸素が通常の発生量であれば、抗酸化力の高いビタミンCやビタミンEなどが抑えてくれますが、喫煙はビタミンCを多量に消費するうえに活性酸素をたくさん生むので、血流をどんどん悪くします。**新陳代謝が活発な黄斑部は、血管の老化の影響をとても受けやすいのです**。

そういったことが、加齢黄斑変性を招いていると考えられます。

なお、喫煙者における加齢黄斑変性の発症率はそうでない人の3倍ともいわれ、ぐっとリスクが上がります。

日本たばこ産業（ＪＴ）の「２０１８年全国たばこ喫煙者率調査」によると、喫煙率は減少し続けていることがわかっています。

ところが、喫煙者は年々減っているのに、加齢黄斑変性は年々増えているのです。なぜでしょうか。

それは、ブルーライトが原因で黄斑部に異常をきたすことと関係していると考えられるでしょう。前述したように、黄斑部は光を感じる細胞や毛細血管が多く集まるため、ブルーライトの影響を受けやすいと考えることができます。加えて、血流を悪くする喫煙習慣により、黄斑部には悪い条件がどんどん積み重なっていく環境に陥ってしまうのです。

喫煙している人は、今すぐにでも禁煙して、「ジワー・パッ」を日課にしてください。喫煙という、さまざまな病気を招く危険因子を減らし、血流を改善することで、加齢黄斑変性になるのを回避しましょう。

第2章

目の不調はすべて血流が解決する

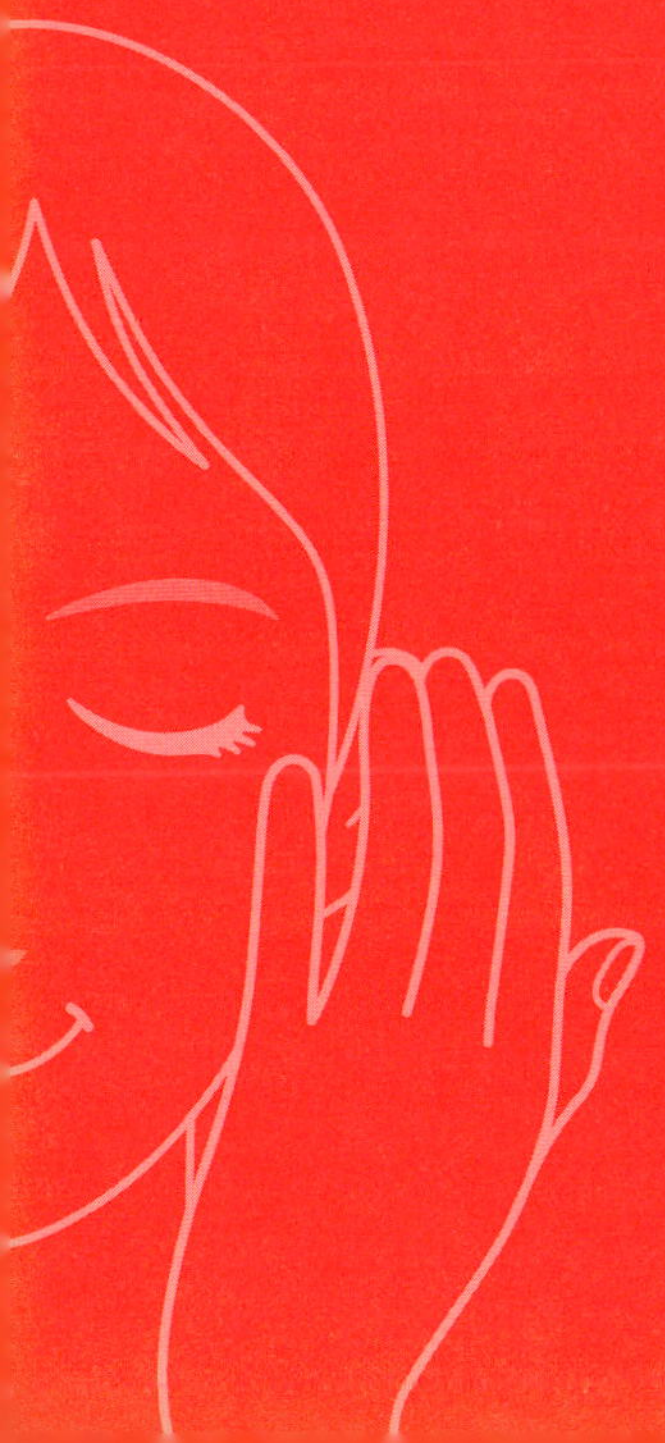

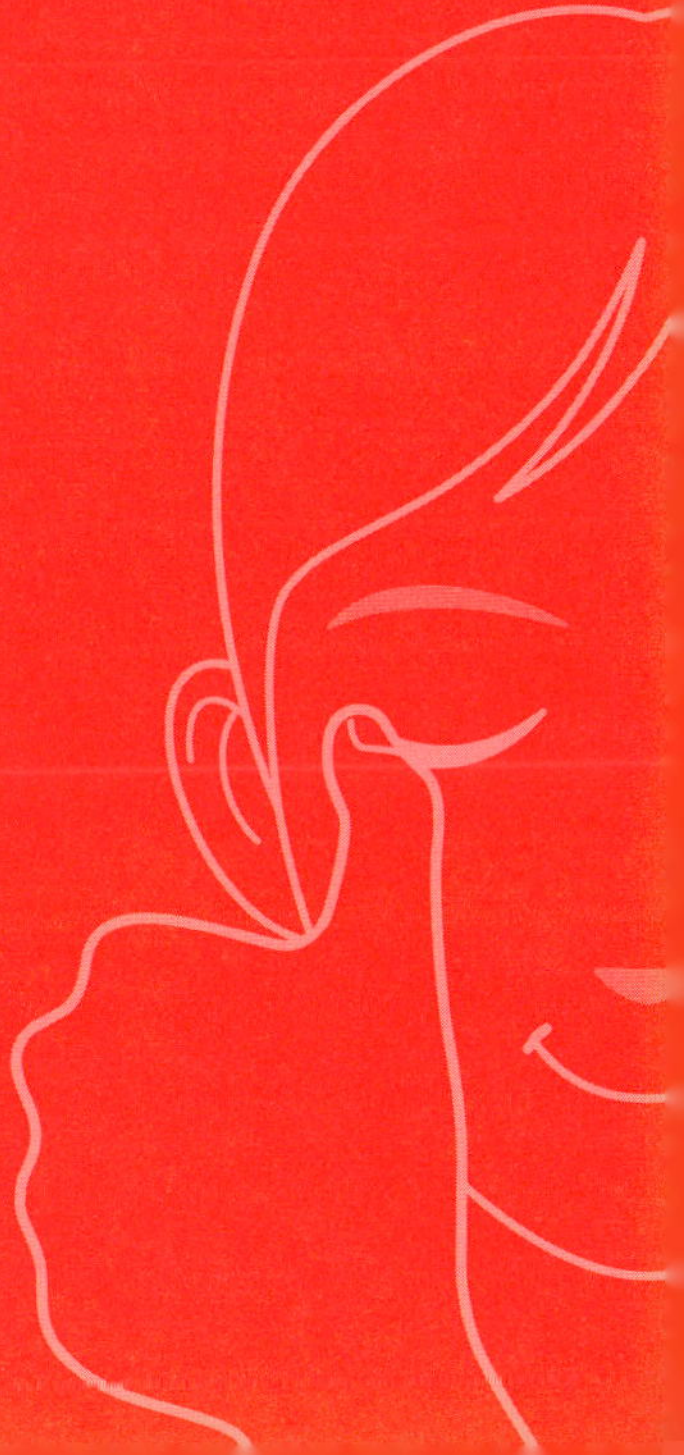

血流で若さと寿命が決まる

私たちの体は、心臓から全身へ血液が絶え間なく送られています。

しかし、その流れが滞ると、たくさんの疲労物質が生成され、体にさまざまな不調が現れます。血液がスムーズに体中をめぐることは、私たちの健康の土台なのです。

なぜなら、血液は酸素や栄養分などを全身に運んでいるからです。

体のすみずみまで酸素や栄養分を届けるには、太い血管だけでなく、手足の先から頭のてっぺんの毛細血管にまで、血流が行き渡っていることが必要です。

血流をよくするということは、細胞のレベルでさまざまな臓器の働きを活性化し、病気を防いで不調を改善するということなのです。

全身の血管をつなげると、大人で約10万㎞もの長さになるといわれています。

それは、実に地球を2周半するほどのとてつもない長さです。できる限りそのすべてに血流を行き渡らせたいものです。

ところが、加齢とともにさまざまな原因で血流は滞りがちになります。すると、毛細血管にまで血流が行き渡らなくなるのです。そのため、体のあちらこちらに不具合が生じてきます。

それが老化現象です。

老化とは、ずばり、血流が悪くなること。「人は血管とともに老いる」という昔の医者の名言がありますが、血液中に活性酸素が増えると老化します。

そうなると臓器の機能は低下して不調や病気を引き起こし、体の各部位に酸素や栄養が不足し、肌にはシワが増えて張りがなくなり、目には力がなくなり、爪や毛髪からツヤが消えていきます。

見た目の若さには個人差がありますが、それには血流のほか、血管の弾力性や自律神経の働きが関わっています。

血流をコントロールしているのは自律神経であることから、若く見える人は、自律神経の働きのいい人だといえるでしょう。**血流は若々しさを保ち、健康を維持するための源でもあるのです。**

中年期以降の人は毛細血管を減らさないよう、日々、体を動かして血流を促《うなが》し、栄養バランスのよい少食を心がけ、十分な睡眠を取るという基本的な生活習慣を続けていくことが、健康寿命を最大限に延ばすことにつながります。

そして、皮膚を「ジワー」っとやさしく押圧して一時的に血流を止め、「パッ」と離すことで血流に勢いをつけて流れを促す**「ジワー・パッ押圧」なら、流れが鈍くなった毛細血管に血流を行き渡らせることができるのです。**

血流を上げれば目はよくなる

目には毛細血管が集まっており、起きている間は情報を得るために絶えず働いています。そのため、目は特に十分な酸素が絶え間なく必要な部位だといえます。**酸素不足になると、目をよい状態で機能させることができません。**

目の周囲には、眼球を動かす筋肉があります。デスクワークなどで同じ姿勢のまま同じところを凝視していると、目の周りの筋肉は緊張状態で固まったままとなるため、血液中に毒素や老廃物といった疲労物質を発生させ、血流を悪くしてしまいます。

すると、毛細血管に血液が行き渡らなくなり、酸素不足を起こして目の奥やこめかみが痛くなったり、ピントを調節する機能が衰えて、視野がぼやけたりするのです。

血流が悪いということは、その部分に十分な酸素が供給されず、酸素不足を起こしているということ。

酸素は疲労物質を分解してエネルギーに変えていますが、酸素不足になると疲労物質は分解されなくなるうえ、エネルギーが効率的に生まれにくい状態になります。エネルギーが生まれにくいと、細胞の働きやさまざまな機能を低下させることになり、細胞が入れ替わって代謝していくペースもぐっと落ちてしまいます。

この「代謝」は自然治癒《ちゆ》力を引き出すために、とても重要です。代謝をおこなう力は、ミネラル、ビタミンの栄養バランスと、細胞がエネルギーを生むために必要な酸素の供給量にかかっています。このことは、自然治癒力を高めるために、栄養バランスと血液の循環を促進させることがいかに重要であるかを示唆しています。

人の体は、血液がスムーズに流れることにより、体に不要な老廃物などを代謝させているのですから、**視力の低下や老眼、目のさまざまな病気も、目の血流をよくして活発な代謝を促すと、大きく改善します**。

目に限らず、肌の美しさも健やかな髪も内臓の機能も柔軟な筋肉も……、すべては血流のよさを維持していることが、よい状態であるための基盤になっています。悪い箇所はたいてい血流が滞っていますので、**不調が気になったら「ジワー・パッ」で押圧し、毛細血管のすみずみまで血液を行き渡らせてください**。

慢性的になっている症状や不調については、改善するまでに時間がかかることもあります。「ジワー・パッ」を1回おこなってすっかり血流がよくなる場合もありますが、少しでもよくなればOKと考えて、毎日続けて積み重ねていってください。一気に改善してしまいたいと思いがちですが、何ごともやり過ぎはよくありません。

ツボ押しとは違う「ジワー・パッ」の威力

「ジワー・パッ」とは、不調箇所を手の指で「ジワー」っとゆっくりやさしく押圧して毛細血管を軽く押さえ、「パッ」と瞬間的に離すことで一瞬止められていた血液に勢いがついて、毛細血管の先にまで血流を行き渡らせる療法です。

マッサージや指圧と同じように思われることが多いのですが、それらとはまったく違います。

マッサージは、静脈やリンパの流れをよくするために強めの刺激で不調箇所をなでさすりますが、「ジワー・パッ」は動脈の流れをよくするために血管を指で押します。

また、指圧は体の表面にある特定のポイントである「ツボ」を強く押します。それは、不調箇所から離れたポイントであることがほとんどです。

それに対して「ジワー・パッ」とやさしく押圧するのは、まさに不調箇所です。**不調箇所の多くは血流が滞っているので、その部分の血管を「ジワー・パッ」と押圧して血液の循環をよくすれば、改善するという考え方です**。

「ジワー」っと押圧すると、毛細血管の血液が静脈側に押し出されます。動脈には圧がかかっているので、動脈側に押し出されることはありません。

ですから「パッ」と指を離した瞬間、血液が静脈側に逆流することなく、圧がかかっている動脈側から勢いよく新鮮な血液が入ってきます。これは逆止弁の働きを利用した押圧です。

これらをリズミカルにくり返すことによって血流をよくし、不調を一気に取り除くことができます。

力を入れずにやさしくおこなうため、**もみ返しのようなトラブルや、かえって痛めてしまうといったデメリットもありません**。

ただし、目に圧を加えると眼球を奥に押し込んでしまうことになるため、注意が必要です。

目の施術というのは、必ずやさしく「ジワー」っとおこなうべき箇所になります。デリケートな部位であることを十分に考慮したうえで実践するようにしましょう。特に、まぶたの「ジワー・パッ」をおこなう際は、眼球を押し込むことがないよう注意してください。

「ジワー・パッ」で顔色もよくなる

目の下にクマができやすく顔色がくすみがちな人、生理になると顔色が悪いといわれる人などは、血液の循環がスムーズではないと考えられます。このような人は、「ジワー・パッ」で瘀血を解消しましょう。

瘀血とは、血液の流れが悪く、機能が低下した状態をさす東洋医学の表現ですが、昨今はこの瘀血タイプの人がとても増えているように思います。

慢性的に血流がよくないと、肩こりや頭痛、腰痛になりやすく、放っておくと関節などの痛みを誘発することも……。

朝、起きても、血液の流れがよくないと顔にほどよい赤味が差さず、顔色が悪いまま。そんな人は、洗顔をしたら、そのまま洗面所の鏡の前で目の「ジワー・パッ」をおこなってください。94～109ページのStep1～3までを終えた頃には、目や頭がすっきりとしてクマは薄くなり、徐々に消えているでしょう。

あわせて、首や肩周りを110~116ページのやり方でほぐすと、一気に顔全体の血のめぐりがよくなるのでおすすめです。続けていけば、毛細血管の血流が改善されるので、肌に酸素と栄養が行き届き、顔のくすみが取れ、肌の張りも出てシワも薄くなってきます。

体内の水分が不足すると、血液はドロドロになり、血流が滞ります。朝起きたときは長時間飲まず食わずの状態で、一日のうちで水分が最も不足していますから、瘀血の人は、特に水分をしっかり摂るように心がけてください。

朝起きたら当たり前のようにトイレに行きますよね。そこで出した分くらいの水分を摂るように、コップ1杯の水を飲む習慣もつけるとよいでしょう。体内に水分を取り込んで、血液の流れをサポートしてください。

血流を上げると免疫力も高まる

血流が悪い状態というのは、過栄養（栄養過剰）で血液がドロドロ、ネバネバになって血流を妨げていたり、冷えて血管が収縮したりして、酸素や栄養が運ばれにくくなっています。血液が体のすみずみまで運んでいるのは、酸素や栄養だけではありません。それらと一緒に、体内の異物や老廃物などを回収する免疫細胞も運んでいます。

血流が悪いと、その免疫細胞も働きが悪くなり、いわゆる免疫力が低下した状態となります。

また、強いストレスを受けたり、生活習慣が乱れていたりすると、体は交感神経が優位となります。

交感神経が緊張状態になると、血液中の白血球の中の顆粒球《かりゅうきゅう》が増え、リンパ球が減ります。リンパ球が35％以下になると免疫不良状態、20％以下になると免疫力低下が疑われる状態だといわれます。

また、**交換神経が優位な状態が続くと血管が収縮して血流が悪くなり、目が病気になりやすい環境に**。改善するには、リラックスして副交感神経を優位にし、血管を拡張させて血流をよくしなければなりません。

免疫力は一般的に年齢を重ねるほど、その機能が低下してきます。ただ、よくない生活習慣によってもさらに免疫力の低化が進んでしまいます。

免疫力を上げるポイントは、「適度な運動」と「しっかりとした睡眠」です。それに加えて、できれば強いストレスを感じることのない環境に身を置き、気持ちもラクに過ごせるのがベスト。

それらがうまくできていれば血液の循環が促進され、免疫細胞が活性化します。免疫細胞が活性化した状態は、免疫力が高くなるため、さまざまな不具合から目を守ってくれるようになるのです。

そうはいっても、現代社会においてストレスを感じないでいられる状況は、なかなか難しいことです。

だからこそ、自分でコントロールできる適度な運動としっかりとした睡眠、そして本書で紹介している血流をよくするさまざまな方法を日常的に取り入れて、普段から免疫力をサポートしてください。

そのうえで、ストレスを溜め込まないために、自分なりの解消方法を見つけておくことも大切です。

ただし、ストレス解消法が「たくさん食べること」では、本末転倒です。第4章で述べますが、食べ過ぎは胃腸に負担をかけ、健康を害すおそれがありますので、腹八分がおすすめだからです。

まずは、第3章の目がよくなる「ジワー・パッ」の実践方法を参照して、朝晩の「ジワー・パッ」をおこない、目の周りの血流をよくするところから始めてください。

目の周りも筋力アップできる

私たちの目は、とてもうまくできています。

近くを見るときは水晶体というレンズを厚くして、遠くを見るときはそれを薄くすることで、自在にピントを合わせるしくみを持っているのです。

水晶体の厚みを調整するのにに大きく関わっているのは「毛様体筋」という筋肉です。毛様体筋が伸びたり縮んだりすることで、水晶体を緩めたり収縮させたりしています。

水晶体から取り込んだ映像は、眼球の奥にある網膜に投影され、目と脳をつなぐ視神経を通って脳に伝えられます。

たとえば、近くを見るときは水晶体を厚くしてピントを合わせますが、老眼は毛様体筋が弱り、水晶体に厚みを出すことができなくなった状態です。近視は、近くばかり見て水晶体を厚くしている時間が長いために、毛様体筋が固ま

目のしくみ

目から入った映像情報をキャッチし、眼球の奥にある視神経に伝える。視神経に伝えられた情報は脳に送られ、物や形を認識する。

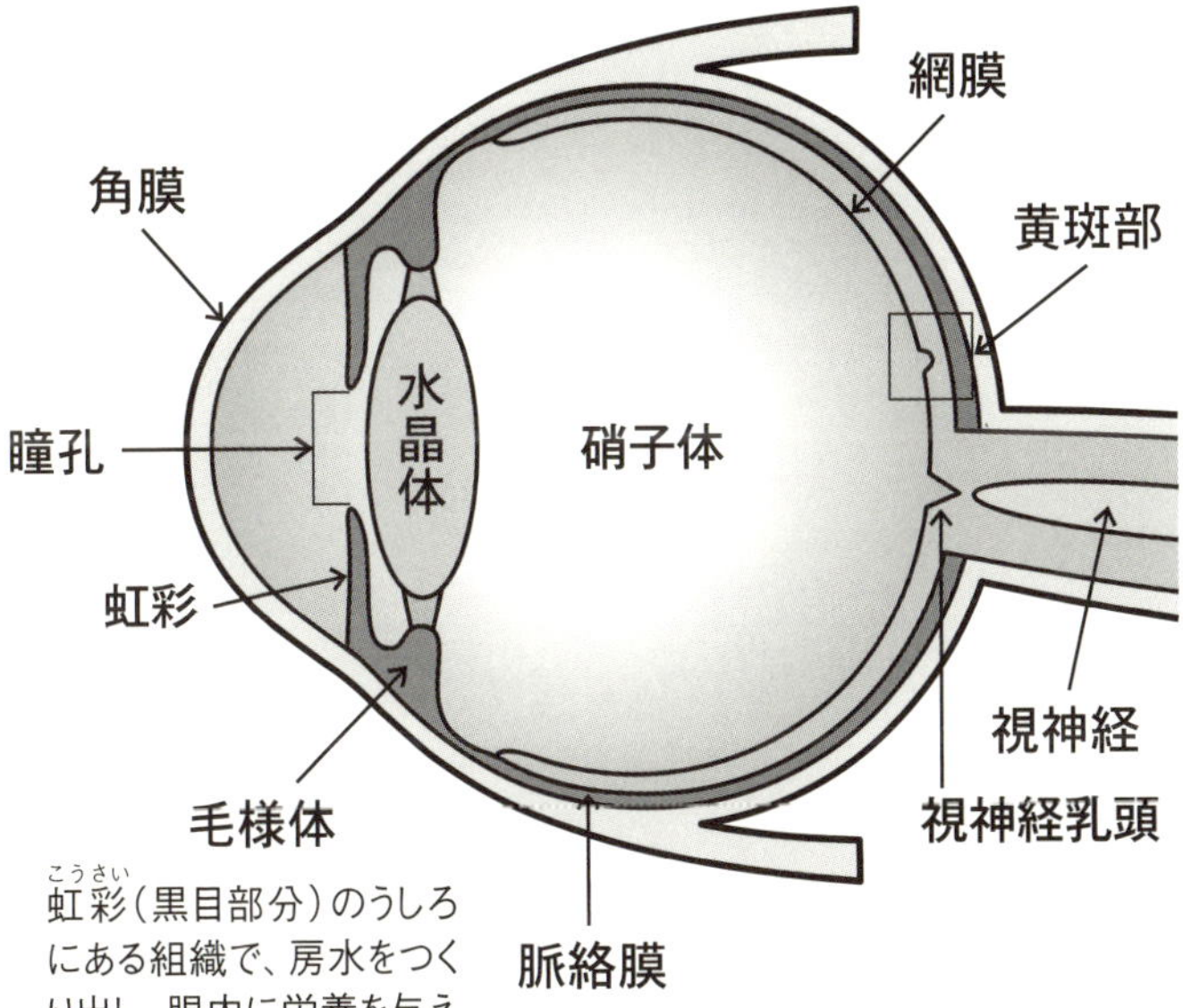

虹彩《こうさい》（黒目部分）のうしろにある組織で、房水をつくり出し、眼内に栄養を与える。毛様体内の毛様体筋が収縮することで、水晶体の厚さが調節できる。

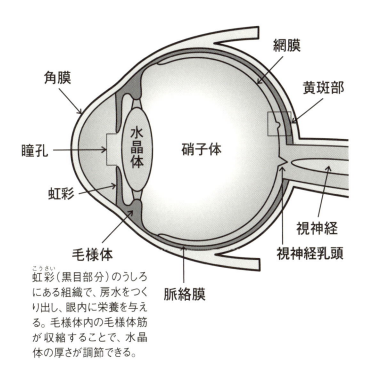

って水晶体を薄くしにくくなった状態です。

目のピント調節をスムーズにして視力を向上させるには、水晶体を柔軟にしておくことが重要です。そのために必要なのは、**毛様体筋に関わる目の周りの筋肉をよく動かすこと**。

スマホやパソコンなどを長時間見ている状態では、目の周りの筋肉は動かせていません。毛様体筋はずっと緊張し続けているため、筋肉疲労を起こし、近くにピントが合った状態の厚みのある水晶体のまま固まってしまいます。そのため、いつも同じように近くばかりを見ていては、柔軟な水晶体を保つことができなくなってしまいます。

1日に2、3回、次のような毛様体筋を含めた目の周りの筋肉を使うトレーニングをおこなうと、筋力をアップして視力を向上させることが期待できます。とっても簡単、今すぐできます。

●近くをじっと見たら、遠くを見る
●ぎゅっと目をつぶってパッと大きく見開く
●目をぐるぐると回す

といった目のストレッチを10回ずつくり返すだけ。

これで、目の周りの筋肉を鍛えることができます。デスクワークの合間に、休憩中にと、いつでもできます。

目を動かすと、それに合わせて目の周りの筋肉を使います。右記のような目の周りの筋肉を使うトレーニングをコツコツ続けていると、ピント調整がスムーズになり、視力が回復することがよくあります。

こうして、かたくなりがちな目の周りの筋肉をほぐして柔軟にしたうえで、仕上げに「ジワー・パッ」をおこなえば、血流も上がって、もっと早くよい結果が出ることでしょう。

特別寄稿

眼科医も治療に取り入れる「ジワー・パッ」

回生眼科院長
山口康三

予防医学的なアプローチで生活改善法をおこなう眼科医として、全国から眼病に悩む方たちの受診予約が殺到する山口先生に、「ジワー・パッ」の治療の効果について解説していただきました。

「血液循環療法」を知り、恩師である大杉幸毅先生の講座を受けに行ったのは、今から30年以上前になります。「ジワー・パッ」で目の押圧を早速自分で試したところ、疲れ目がすっきりしたのを覚えています。

その後も大杉先生の講義を何度か受け、血液循環療法の資格を得て、私のところに来られる患者さんたちにも「ジワー・パッ」を取り入れた治療を始めました。すると、眼精疲労や眼痛、乱視がその場で次々と改善したのです。

そもそも、目の不調や病気の原因は、「酸化」「糖化」「炎症」にあると私は考えています。

「酸化」というのは、体内で発生する活性酸素によって体がさびるように障害を受けることです。

普段は、細菌やウイルスを撃退する役目をしていますが、活性酸素が体内で増えると、正常な細胞や遺伝子をも傷つけるようになります。それを酸化といい、白内障やがん、動脈硬化など、さまざまな不調や病気を引き起こします。

次に、「糖化」とは、タンパク質や脂質が糖と結びついて変性することです。体内で糖化が起こると、細胞を劣化させ、シミやシワの原因になります。また、糖化によってつくられるＡＧＥｓ（糖化最終生成物）は、緑内障、糖尿病網膜症、アルツハイマー型認知症、動脈硬化との関連も指摘されています。

たとえば、クッキーを焼いて、こんがりと褐色になっていくのが糖化です。クッキーに含まれる砂糖が卵や牛乳などのタンパク質と結びついて、褐色に変化したのです。肌で糖化が起こると肌の張りが失われ、糖化によって生まれた老廃物が皮膚に沈着するとシミになります。それらが目で起こると、ドライアイや白内障、緑内障、網膜症などを引き起こします。

つまり、**「酸化」や「糖化」とは、「老化」に結びつく現象なのです。**

ということは、酸化や糖化を防ぐ生活習慣を身につければ、老化を遅らせることができるかもしれないということです。

実際、甘いものが好きでやめられない人、こんがり焼いた肉が好きな人はシミやシワが多かったり、年齢よりも老けて見えたりしませんか?

そして「炎症」とは、慢性炎症のことで、発赤《ほっせき》や痛み、発熱、腫《は》れなど、体が治癒させようとしている反応が解消されたにもかかわらず、炎症物質、細胞などの活動がおさまらない状態をいいます。

早寝早起き、適度な運動、バランスのよい食事といった生活習慣を整えるとともに、血流を上げて自然治癒力を高めることが、慢性炎症を抑えるための一番の近道です。

これまでの私の治療経験からいいますと、**「ジワー・パッ」は、とりわけ緑内障に効果を発揮します**。

緑内障は、目と脳をつないでいる視神経に障害が起こるもので、映像を映す網膜からの信号がうまく脳に伝わらず、視野が欠ける病気です。緑内障は主に眼圧（眼球の内側から外側にかかる圧力）の影響で発症するとも、最近はそうではないともいわれますが、一般的に眼圧が関わっているといわれます。

目の中は「房水」という液体で満たされています。房水は、一定の圧力を保ちながら循環しており、角膜や水晶体に栄養補給をしています。房水の排出路が詰まったり、働きが悪くなったりすると水晶体と角膜の間の房水が増え、眼圧は上昇し、脳につながる神経の束である「視神経乳頭」が圧迫されます。これが圧迫され続けると視神経に障害が生じ、目から伝わるはずの情報が脳に伝わらなくなって視野が欠けるのが緑内障です。

ただし、近年では、眼圧が正常でも視神経が障害を受けて「正常眼圧緑内障」になるケースのほうが多いことがわかっています。その原因はまだわかっていませんが、「視神経の血流の悪さ」や「もともと視神経が弱い」といったことのほか、「正常眼圧でもその人にとっては高い」など、さまざまな理由が考えられています。

いずれにしても、生活習慣を整え、血流をよくすることが治療の基本です。目の不調や病気の要因はさまざま考えられますが、一番の要因はやはり血流不足だからです。

実際、緑内障になった人の生活をよくお聞きすると、夜ふかし、睡眠不足、運動不足、ストレス過多、甘いもの好き、などが目立つのと同時に、首や肩のこりが慢性的にあるのも特徴です。加えて、便秘の人が多いことも事実で、やはり血流の悪さが根本にあるといえます。

「ジワー・パッ」は、滞りがちな血液の流れをよくして老化を遅らせるとともに、視神経に栄養を供給する血液の循環が改善できるため、緑内障をはじめとする目の病気の予防、改善に効果的です。

第3章

実践編
「ジワー・パッ」と押すだけ
目の血流アップ押圧

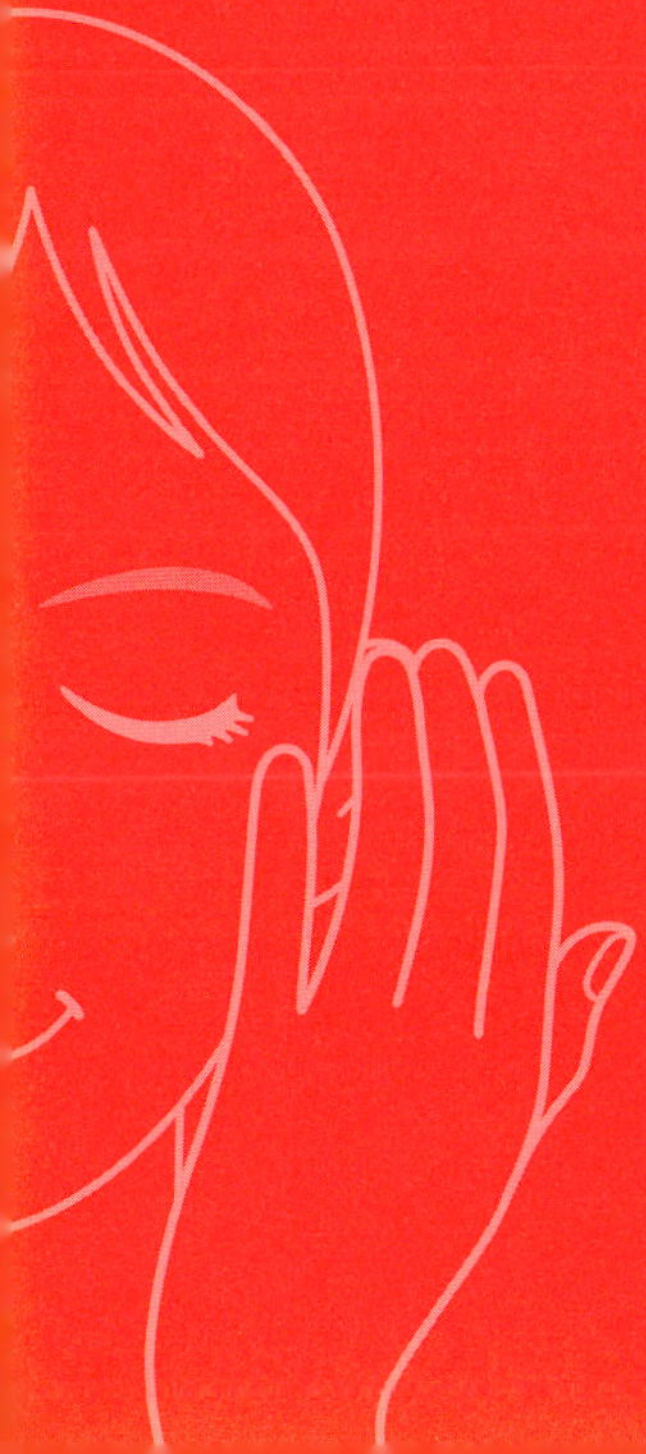
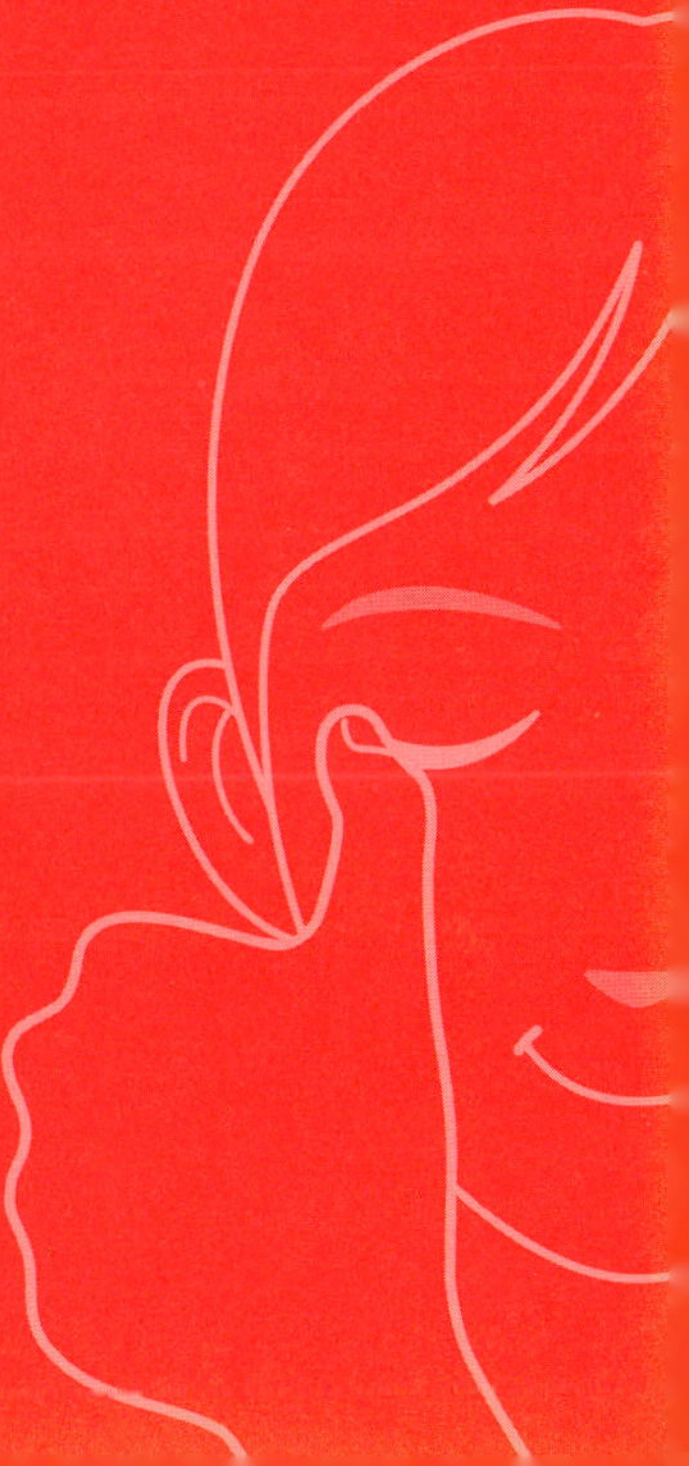

いつでもどこでもできる「ジワー・パッ」

目の不調を改善できるのが、血液循環療法「ジワー・パッ」です。**道具なしの指1本でできる手軽さが魅力**。

目の疲れを感じたとき、痛みや重さなどの違和感を覚えたそのとき、目の周りの血液の流れは滞っています。気になったらいつでもどこでもおこなえます。ただし、コンタクトレンズを使用している人は、必ず外してからおこなってください。

まずは朝晩の2回、96～109ページのステップ1からステップ3を習慣にしてみてください。長期にわたって血流が悪い状態で目の不調が慢性化している場合、1、2回では症状がなくなるまでにはならないと思いますが、**おこなった直後は視界が明るくなって目の調子が改善したのが実感できるはず**です。

「ジワー・パッ」を継続的に根気よくおこなっていけば、**調子のよい状態を維持できるようになり、徐々に症状がおさまっていきます**。

「早く改善したい」と焦って、目を強く押したり、リズムを大切にせず基本を無視したりしてしまうのは厳禁です。効果が十分に得られないどころか、かえって症状を悪くすることも考えられます。

「ジワー・パッ」と押圧する際は、気持ちをリラックスさせて、肌に触れる指に意識を集中するように心がけ、ていねいにおこなってください。

ただし、目に炎症が起きていたり、ものもらいで腫れていたりするときは、それらの症状がおさまるまでやめておきましょう。

「ジワー・パッ」を始める前には手洗いを

目の粘膜からは、さまざまな病気を引き起こす細菌やウイルスが侵入するといわれています。いろいろなところを触った手で目をこすると、感染症になったり、炎症を起こして腫れたりすることがあります。

「ジワー・パッ」をおこなう前には必ず石けんで手を洗ってください。「面倒だな」「ちょっとくらい大丈夫」などと軽く考えず、**必ず清潔な手でおこなうようにしましょう**。

「ジワー・パッ」は、目の粘膜に直接触れる押圧ではありませんが、接触だけでも感染するウイルスはありますし、目の周りを指で押圧するので配慮してください。

手洗いはまず石けんを泡立てて、てのひらをよくこすり合わせます。指先、爪の間まで汚れをしっかりと落とすために、片方のてのひらを引っかくようにして洗ってください。意外と洗い忘れやすいのが親指です。押圧では親指も使いますので、忘れずにていねいに洗ってください。片方の指で親指を握るようにつかみ、クルクルと左右にねじって洗います。

石けんで手を洗ったら、アルコールスプレーをしておくと、より衛生的で安心です。

もし、手を洗える環境にない場合は、除菌ティッシュでしっかりと汚れを拭き取ってください。**除菌ティッシュさえあれば、どこでもすぐに始められるので、バッグにひとつ入れて携帯することをおすすめします。**

「ジワー・パッ」の効果的な圧のかけ方

目の不調を改善する「ジワー・パッ」は、眼球と骨の「隙間《すきま》」に親指の先を入れて押圧します。眼球のほとんどは、骨の内側に収まっているので、そのキワをやさしく「ジワー」っと押すイメージです。

押圧の方向は、左ページの図の矢印で示した通りです。**眼球自体を押し込んでしまってはいけません**。眼球や骨ではなく、その「隙間」を押してください。

また、かける圧の目安は、押す強さと、押される皮膚が反発する強さが均等で、押したとき親指の爪の先が白くならない程度の強さです。**親指の爪が白くなっていたら強過ぎ、と覚えておきましょう**。

眼球と骨の隙間に指が入りやすい人、そうでない人がいます。入りにくい人は無理に入れる必要はありません。痛さを感じない適度な押圧がベストです。

目の上部を押圧するとき

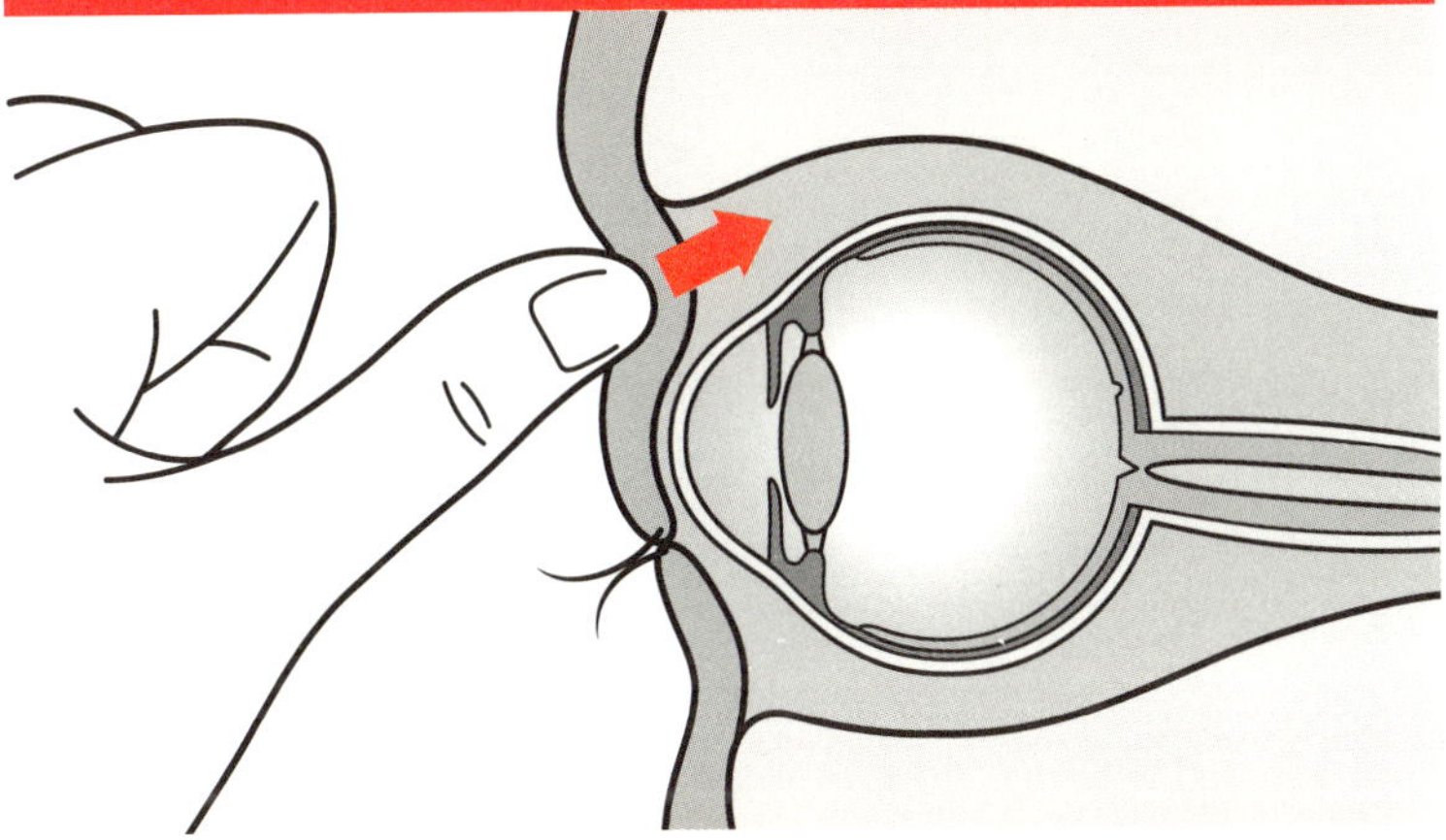

目の下部を押圧するとき

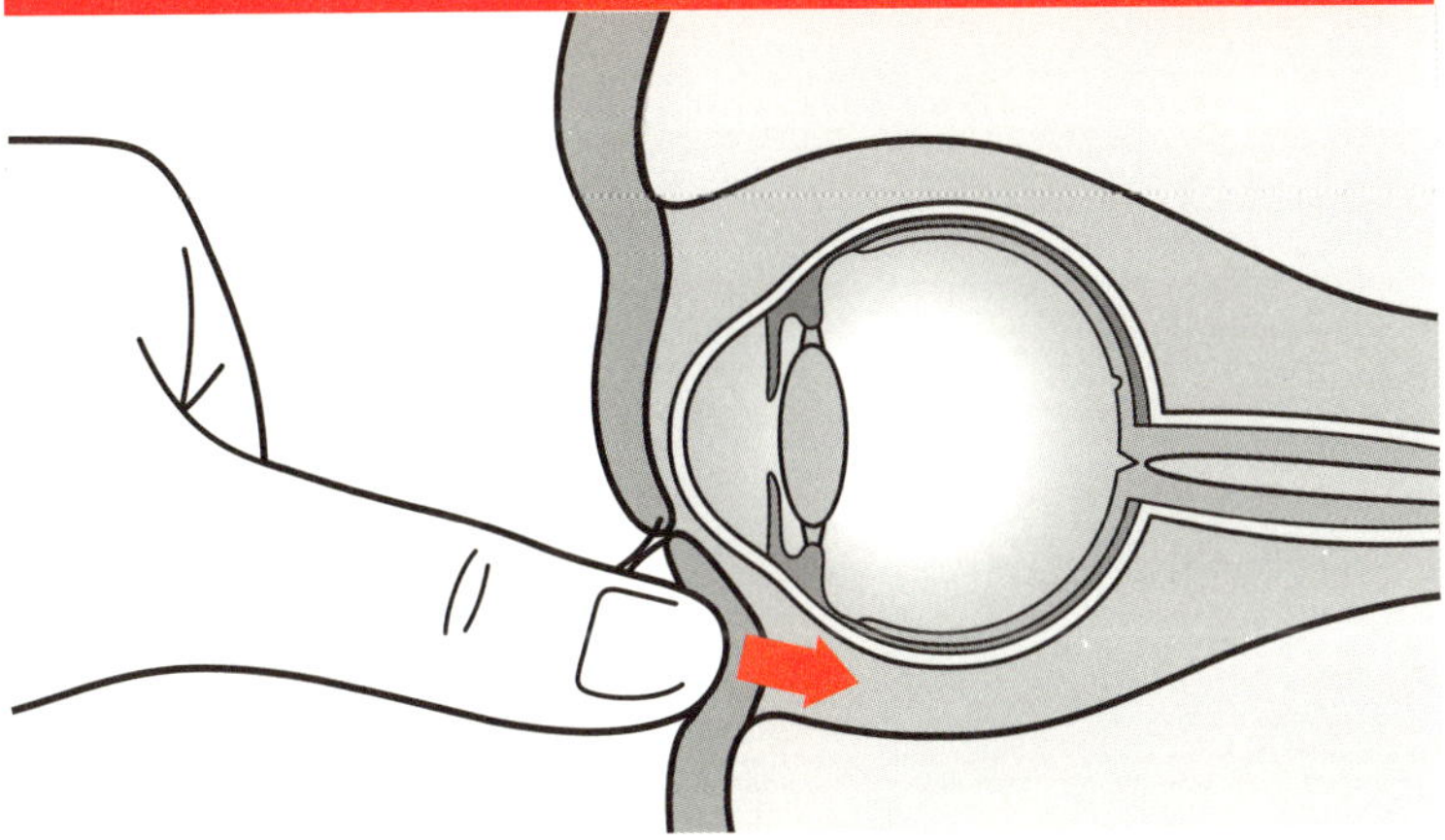

注意! まぶたの「ジワー・パッ」をするときは、眼球を目の奥へと押さないように注意しましょう。眼球を押すのではなく、まぶたを温めるつもりで指を当てます。

#「ジワー・パッ」は上、下、まぶたの順で

目の上部、下部、まぶたを押圧して、目全体の血流をよくします。

ステップ1で、まずは目の上部の眼球と骨の隙間を目頭から目尻にかけて「ジワー・パッ」で押圧していきます。

ステップ2で、目の下部の眼球と骨の隙間を目頭から目尻に向かって「ジワー・パッ」で押圧していきます。

ステップ3はまぶたです。指をやさしく「ジワー」っと当てるようにします。まぶたの内側には眼球がありますので、決して強く押さないでください。

ステップ1と2で各10回押圧し、ステップ3で20〜30回押圧して、1サイクル。副作用はないので1日何回おこなってもかまいませんが、し過ぎると強い刺激になってしまいますので、朝晩2、3サイクルが適しています。

3ステップを「ジワー・パッ」

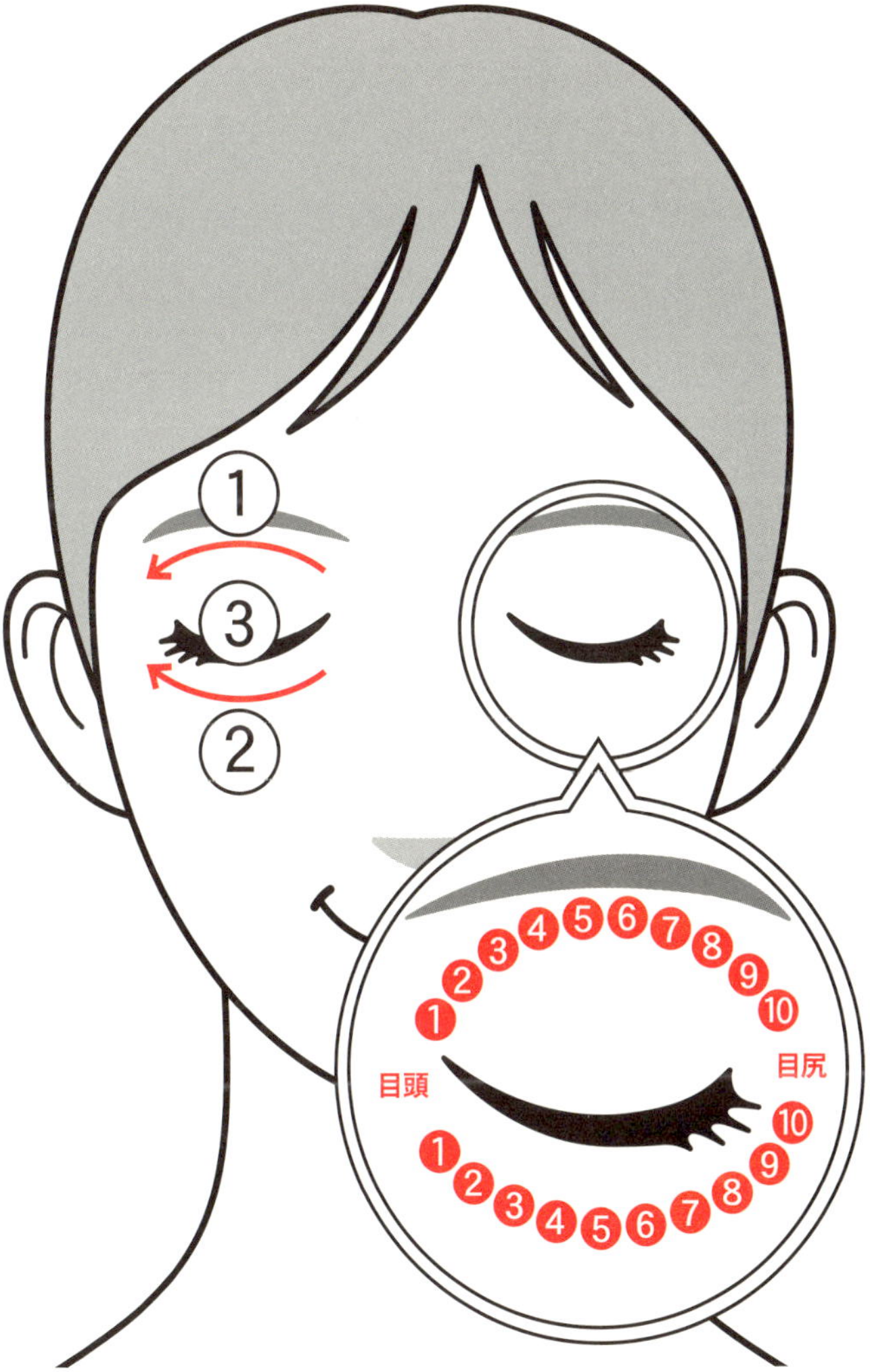

ステップ

1 目の上部

目の上部を目頭から目尻にかけて、10カ所くらいに分けて「ジワー・パッ」で押圧し、血流をよくしていきます。

押圧は、眼球と骨の隙間に、親指の先の外側の角を入れるように当てておこないます。**かたくなった筋肉の毛細血管の血流をよくするイメージで、どの部分にも安定した圧を正しい方向に伝えることが大切です**。それには背筋を伸ばし、顔を正面に向けた正しい姿勢でおこなうことを心がけてください。

右目は左手、左目は右手の親指で押圧します。そのほかの4本の指は軽く握ってください。どちらの目から始めてもかまいません。

目を閉じて、まずは親指の先の外側の角を目頭に当て、手首を内側に回転させながら、眼球と骨の間に指先を入れていきます。

気持ちいいところまで「ジワー」っとやさしく指先を入れたら、3～5秒止めます。そして、手首を外側に回転させるようにして「パッ」と離します。

これを目頭から中央、中央から目尻まで同様におこなってください。目尻に近づいたら、指を立てて当てるとやりやすいでしょう。

さっそく次のページからの解説イラストを見ながら、実践してみましょう。

基本の「ジワー・パッ」

ステップ 1
目の上部の血流アップ

押圧エリアと使う指

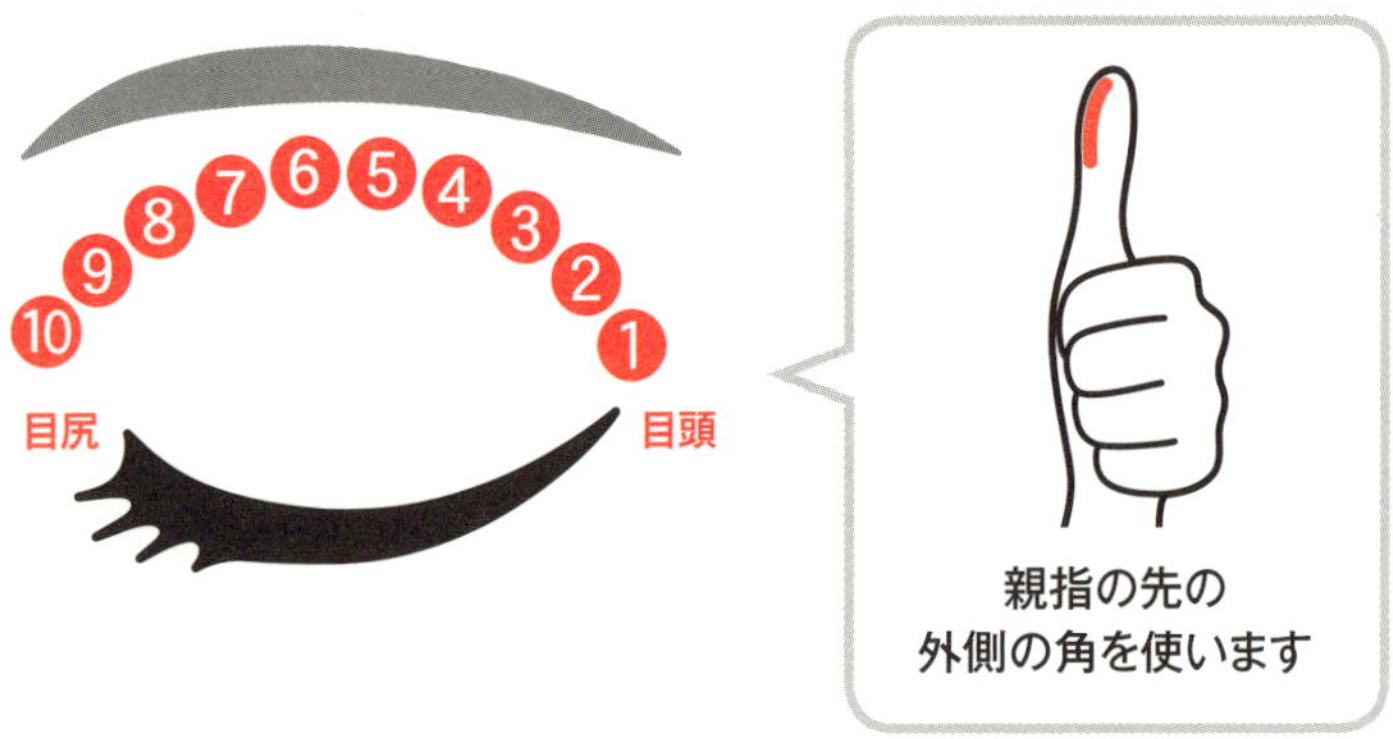
＼ここで押圧します／

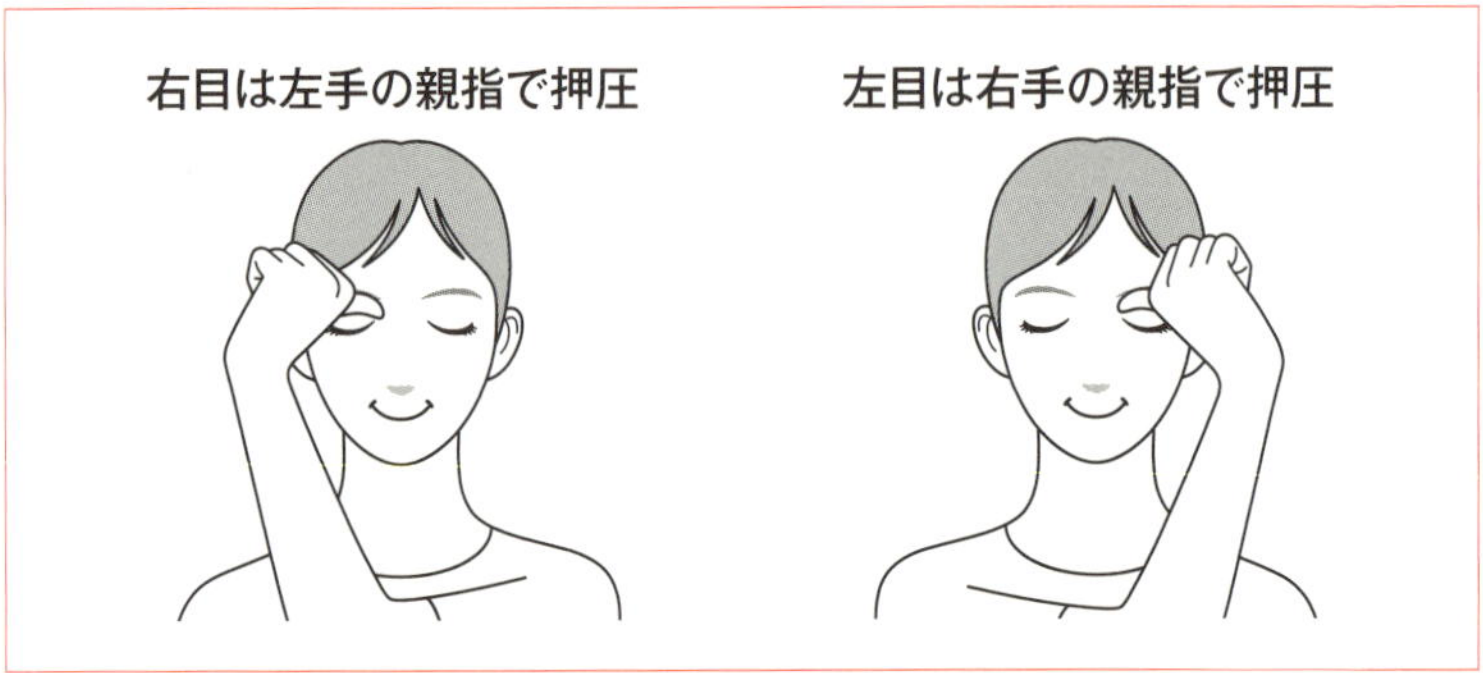

目頭から目の中央にかけて押圧していきます

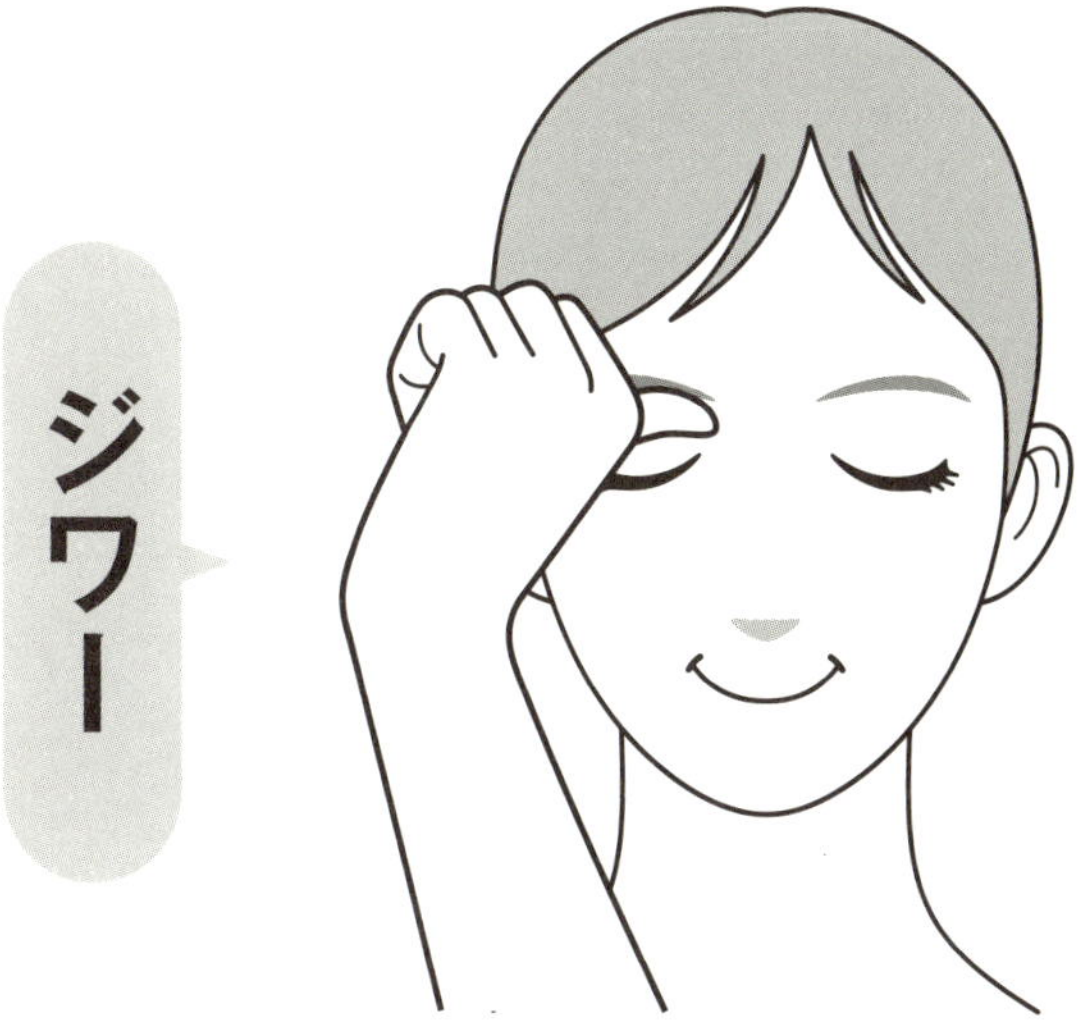

右目の目頭に左手の親指の先の角を当て、
親指の先をゆっくり入れて3～5秒。

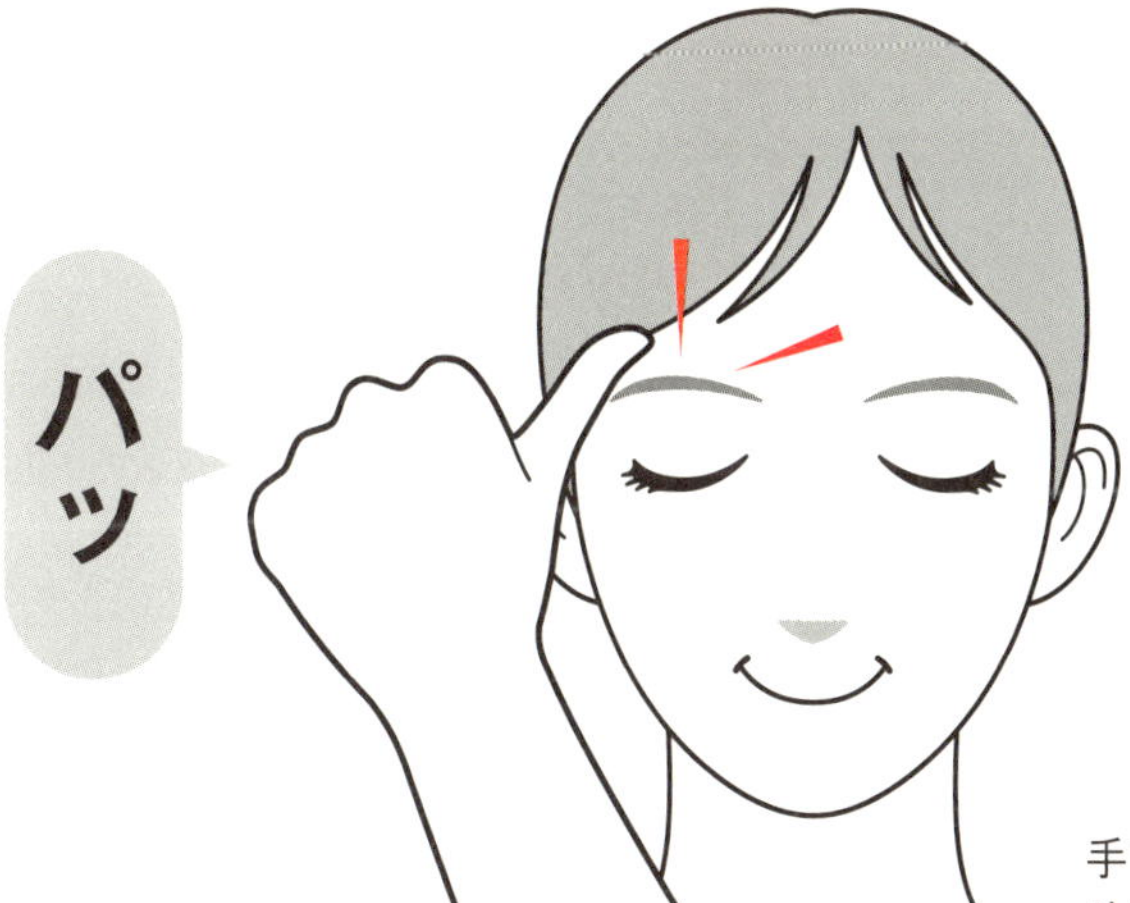

手首を外側に回転させるようにパッと離す。

目の中央から目尻にかけて押圧していきます

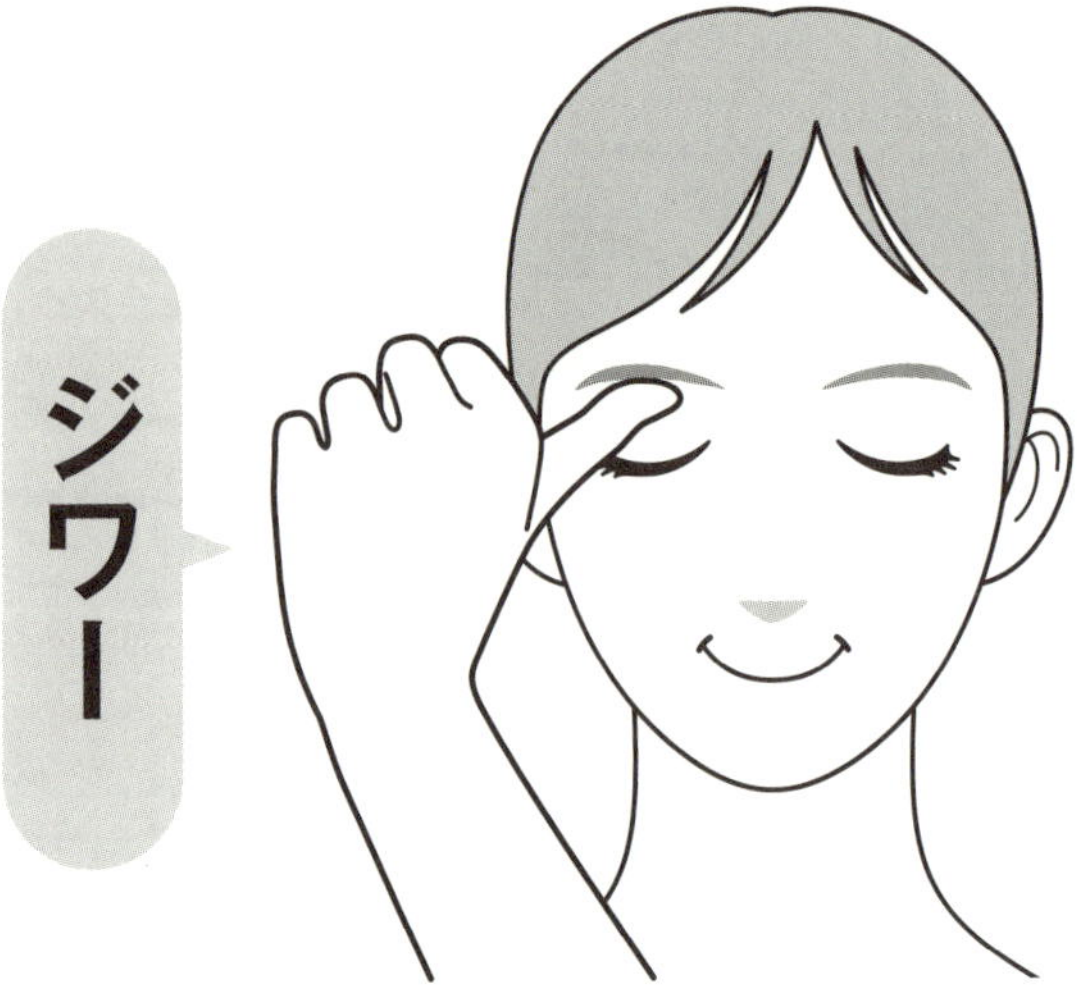

左手の親指の先の角を当て、
親指の先をゆっくり入れて3〜5秒。

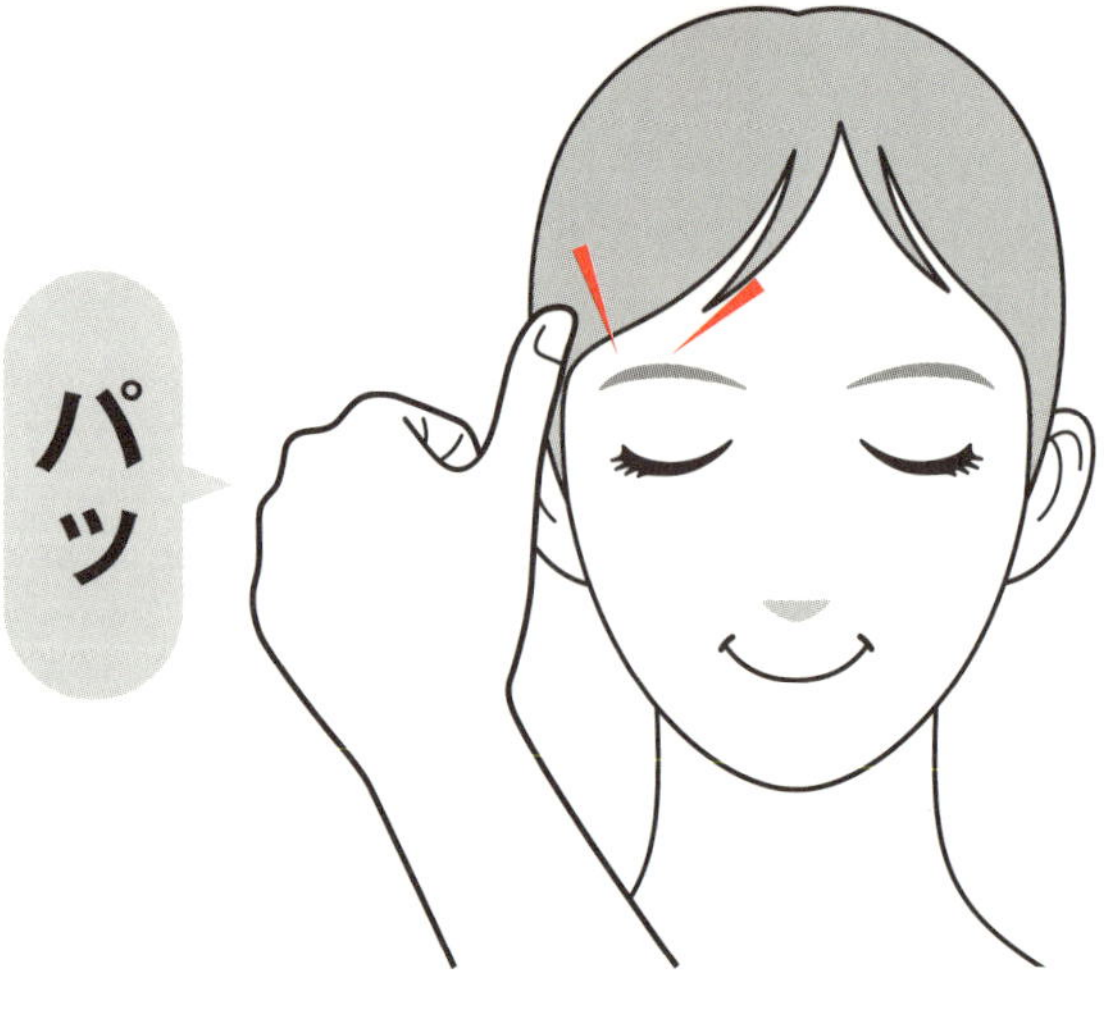

パッと離す。

目尻の近くになったら 親指を立てます

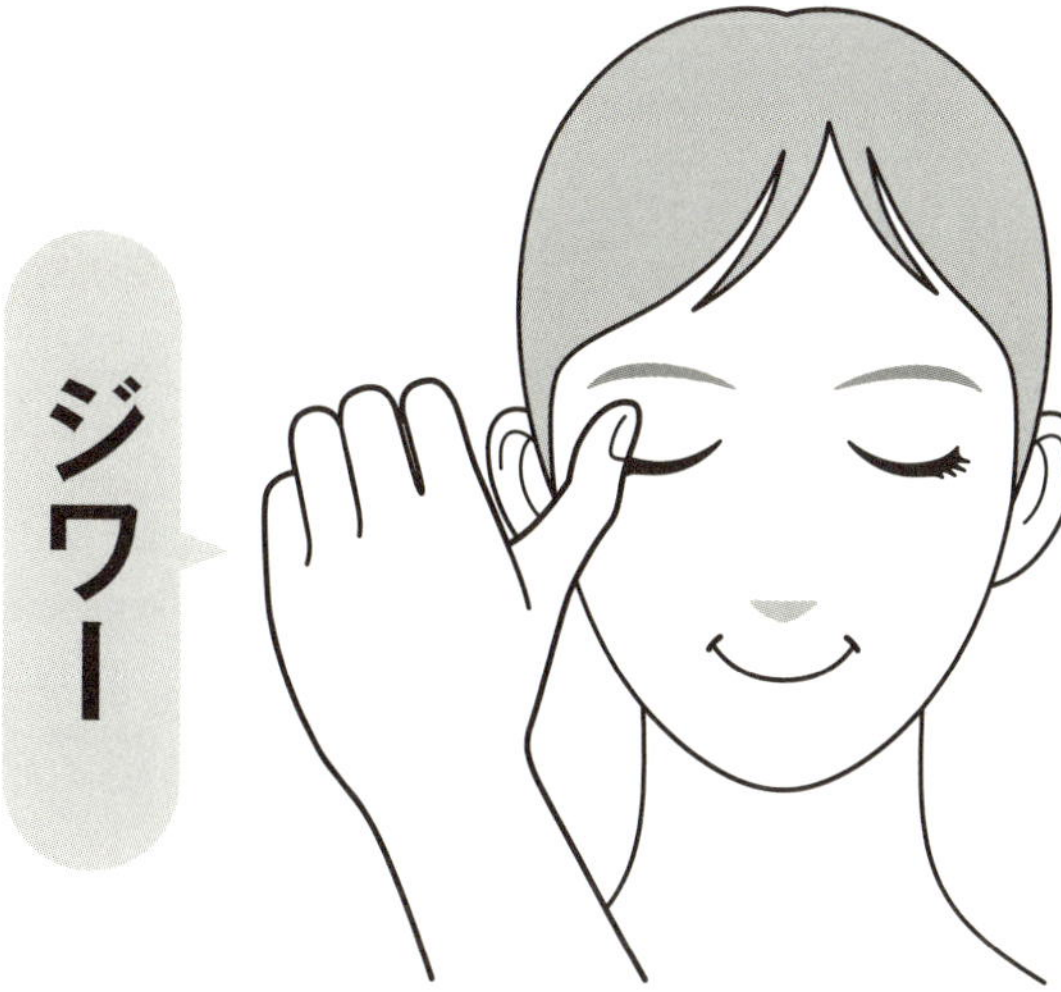

左手の親指の先の角を当て、
親指の先をゆっくり入れて3〜5秒。

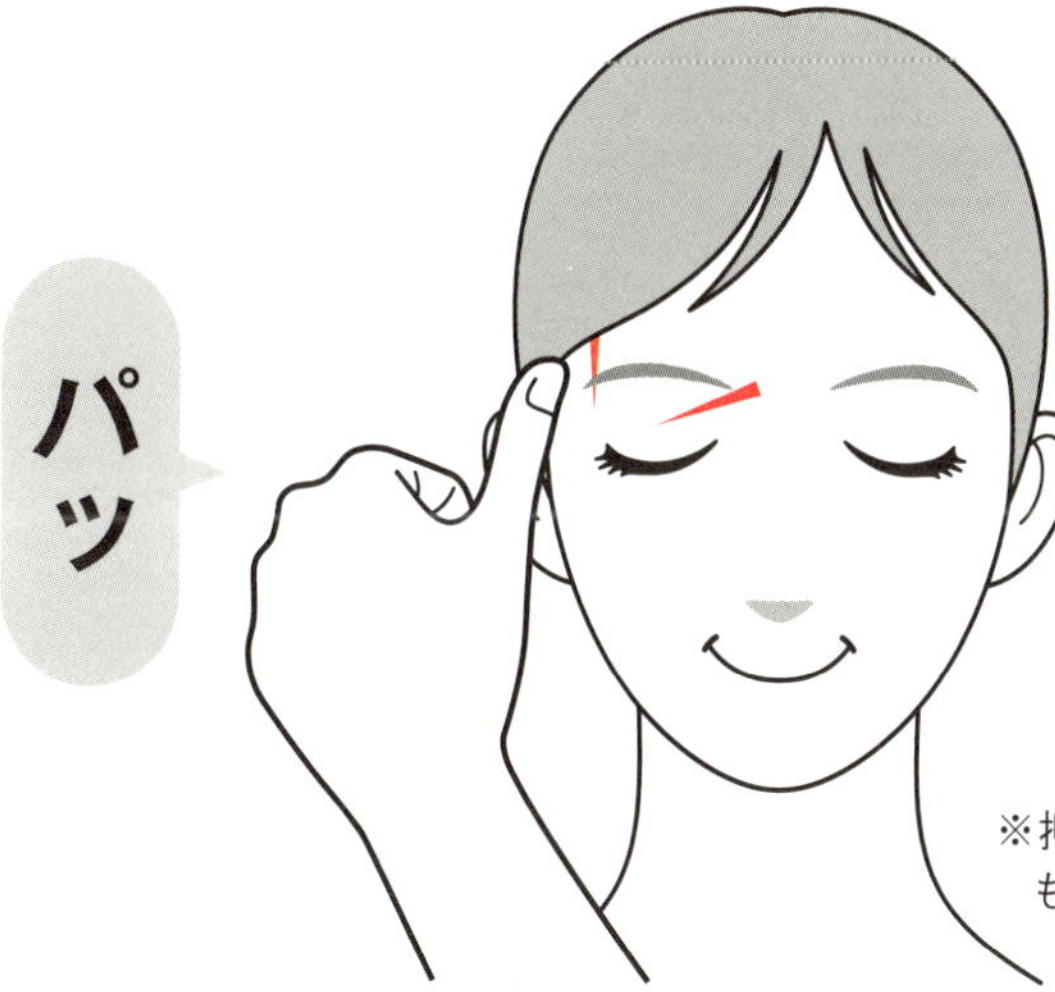

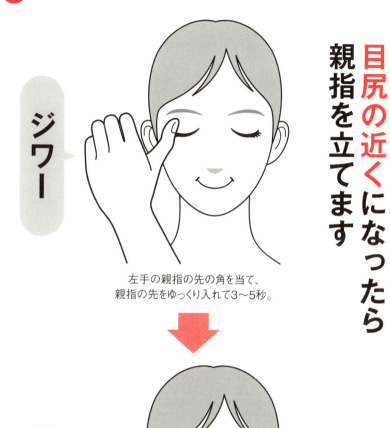

パッと離す。

※押圧する手を替えて、左目も同様におこないます

ステップ2

目の下部

目の下部を目頭から目尻にかけて、10カ所くらいに分けて「ジワー・パッ」で押圧していきます。

押圧する際の姿勢や手の握り方は、目の上部と同様です。**目頭から目尻近くまでは、目と同じ側の手の親指で押圧します。そこから目尻へと押圧する際は、目と反対側の手の親指を使います**。途中で手を替えるのは、眼球と骨の間に指が入りやすい角度で押圧できるからです。

目の上部と同様に、目を閉じて、親指の先の外側の角を目頭に当て、眼球と骨の間に指先を入れて「ジワー・パッ」をおこなっていきます。

気持ちいいところまで「ジワー」っとやさしく指先を入れたら、3〜5秒止めます。そして、手首を外側に回転させるようにして「パッ」と離します。これを目頭から中央、中央から目尻近くまで同様におこなってください。目尻に近づいたら、手を替えることを忘れないでください。

目の下部は、上部より眼球と骨の間に指先が入りにくいと感じるかもしれません。そのように感じる場合は、適宜《てきぎ》、手首を回転させたり指の角度をつけたりして、ご自分の感覚で調整してください。

さっそく次のページからの解説イラストを見ながら、実践してみましょう。

基本の「ジワー・パッ」

ステップ 2 目の下部の血流アップ

押圧エリアと使う指

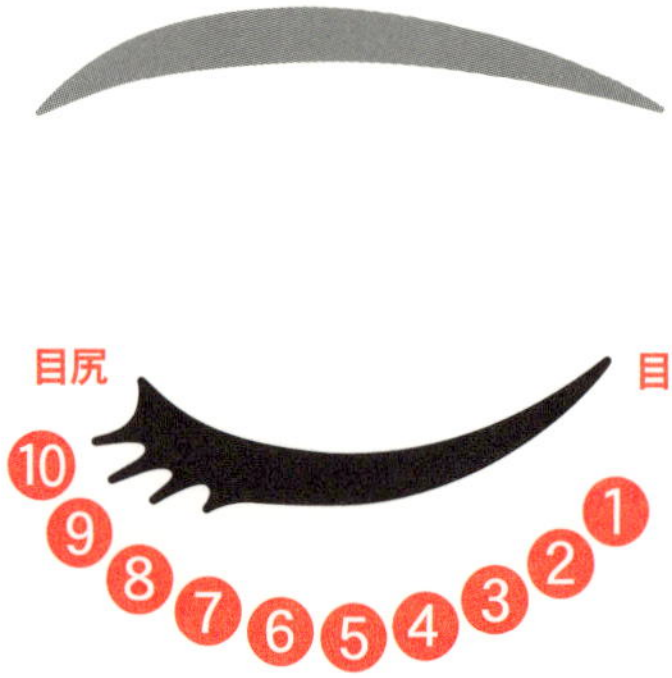

＼ここで押圧します／

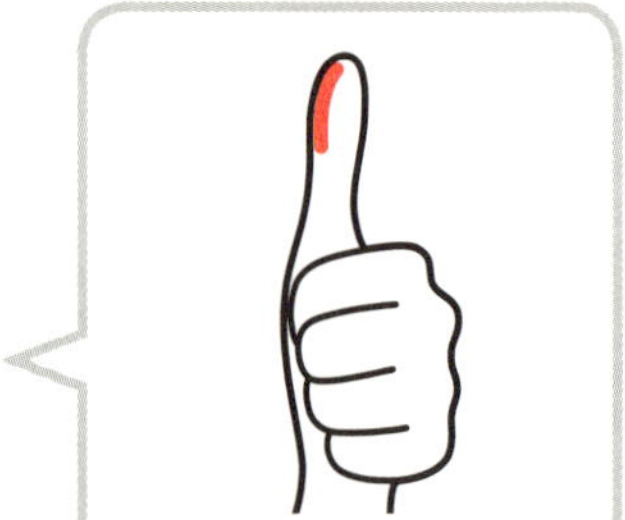

親指の先の
外側の角を使います

⑧〜⑩は目と反対側の
手の親指で押圧

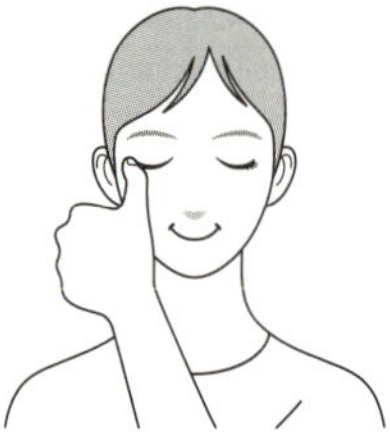

①〜⑦は目と同じ側の
手の親指で押圧

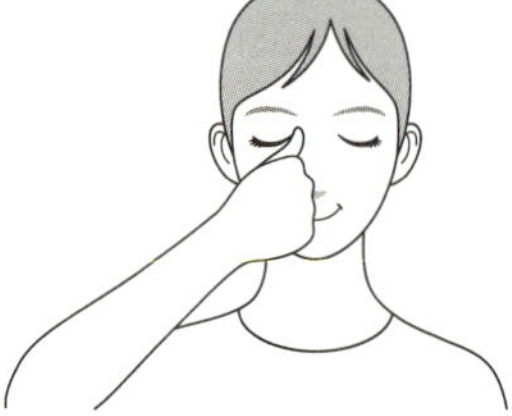

目頭から目の中央にかけて押圧していきます

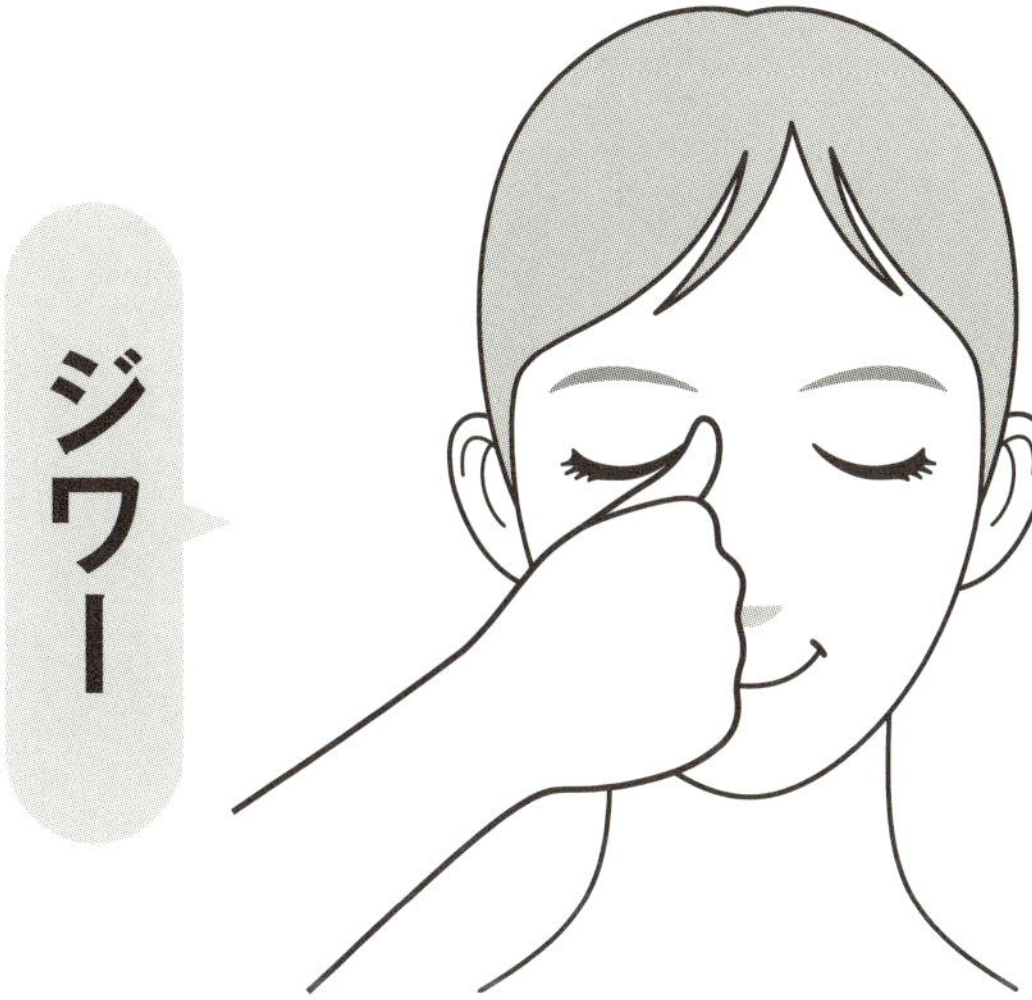

右目の目頭に右手の親指の先の角を当て、
親指の先をゆっくり入れて3〜5秒。

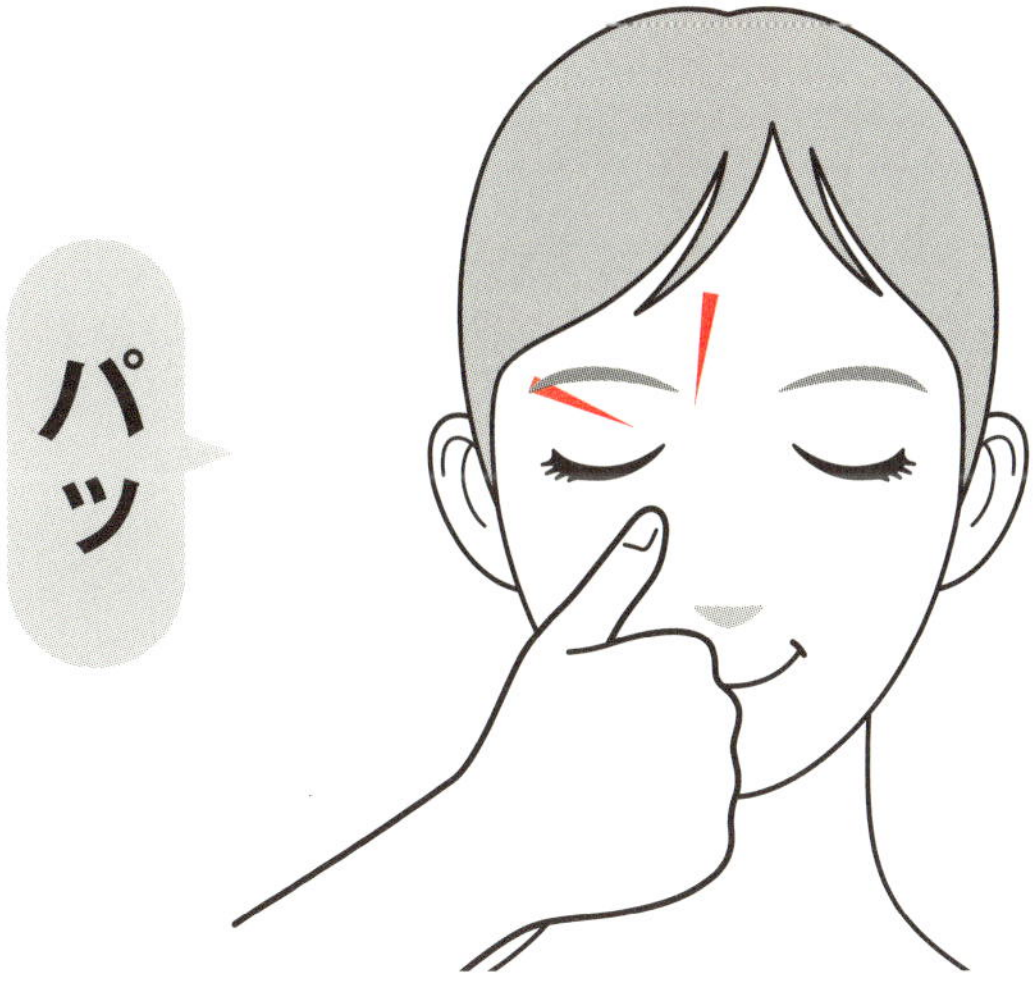

手首を外側に回転させるようにパッと離す。

目の中央から目尻にかけて押圧していきます

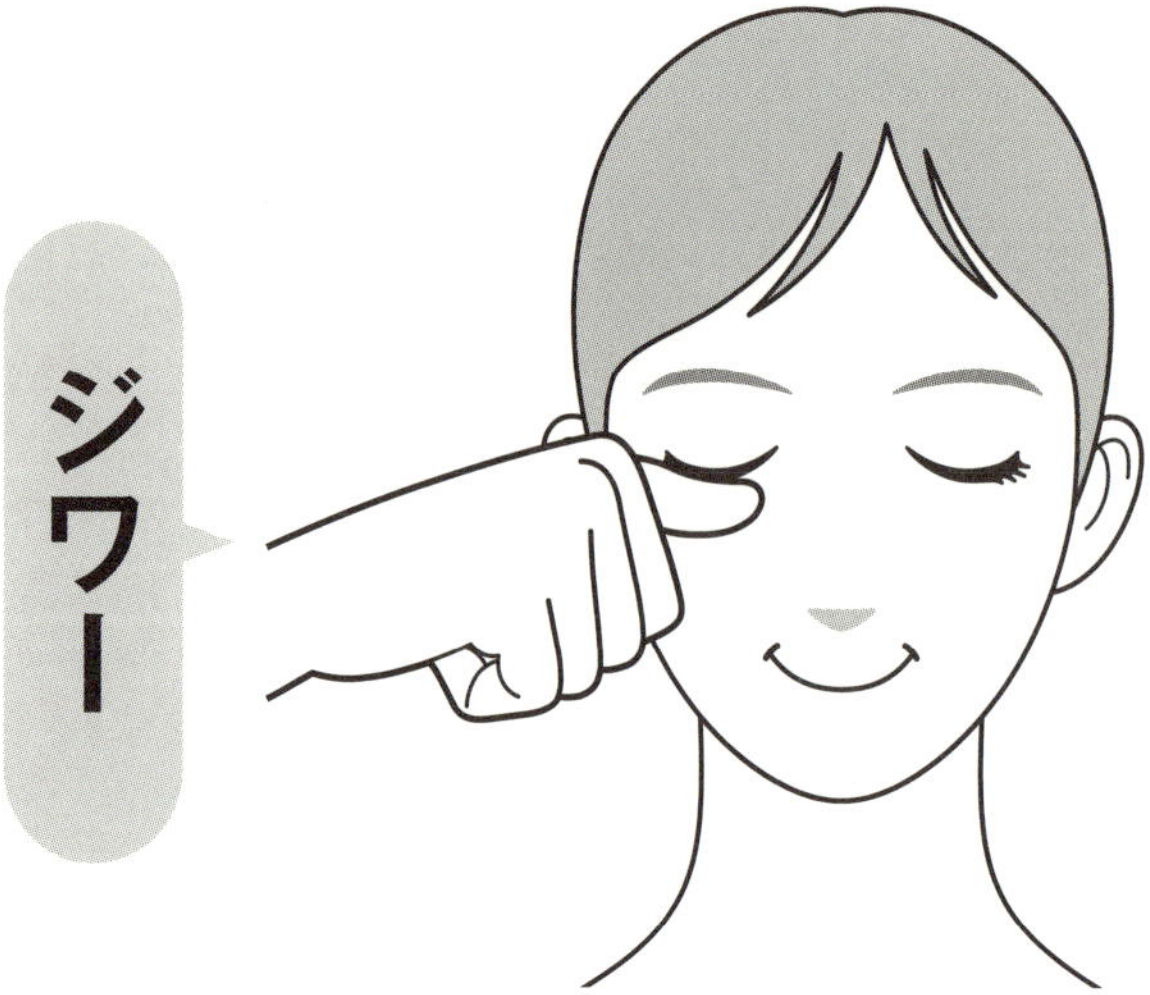

右手の親指の先の角を当て、
親指の先をゆっくり入れて3〜5秒。

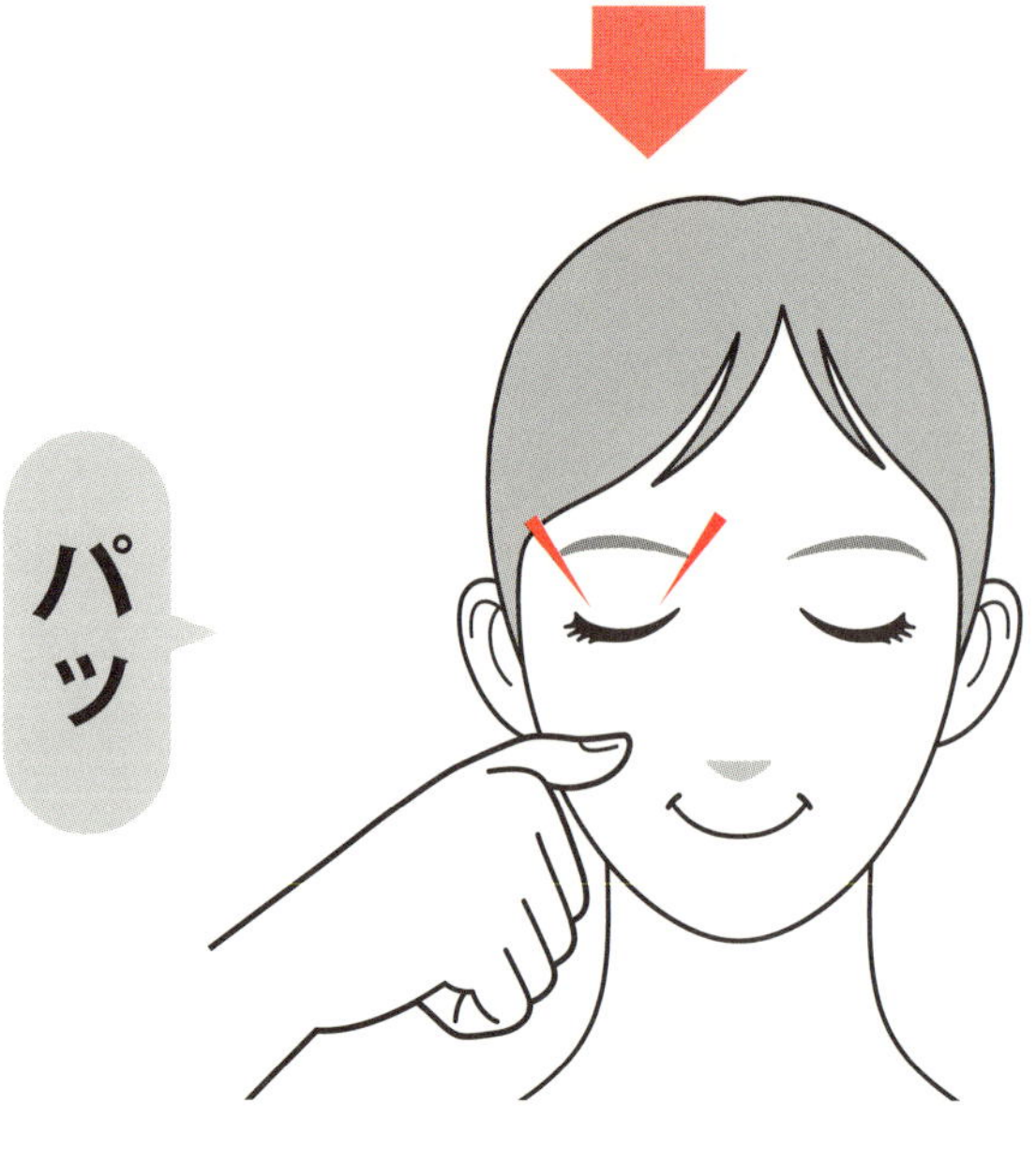

パッと離す。

目尻の近くになったら左手に替えて押圧していきます

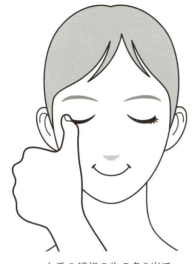

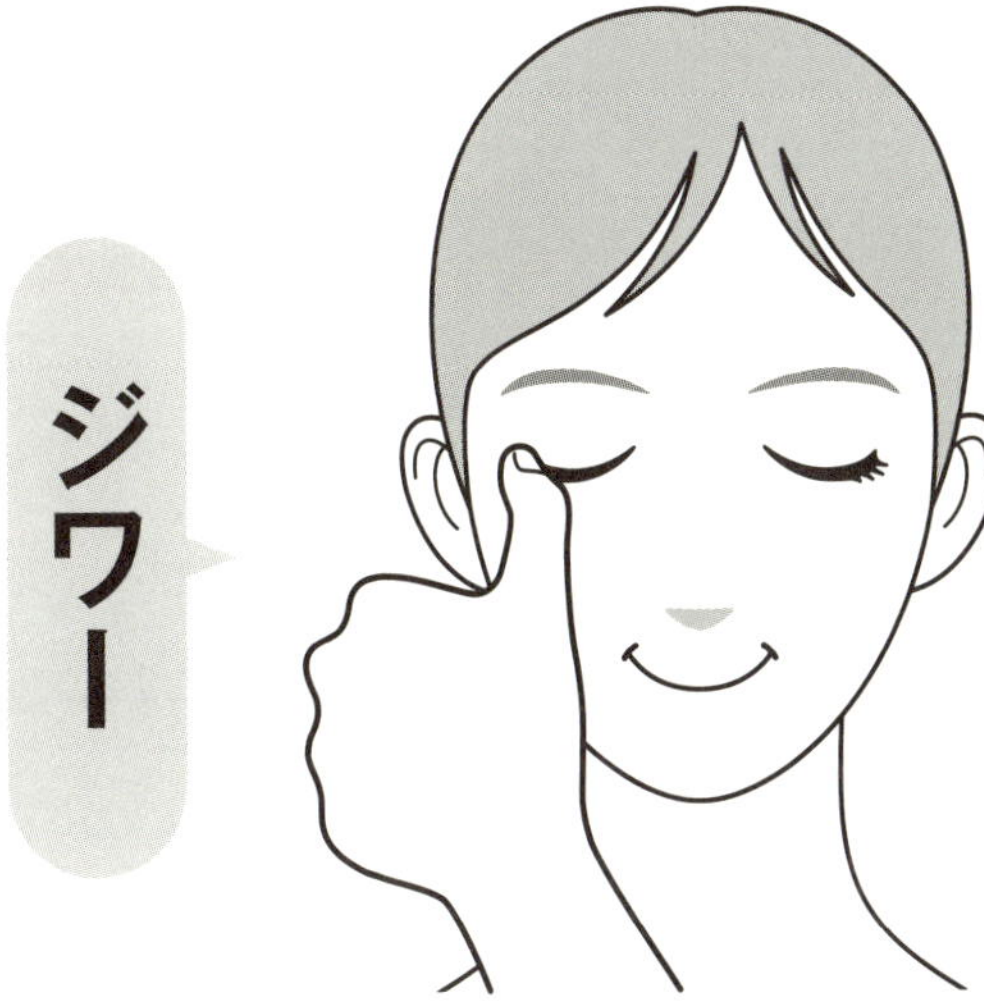

左手の親指の先の角を当て、
親指の先をゆっくり入れて3〜5秒。

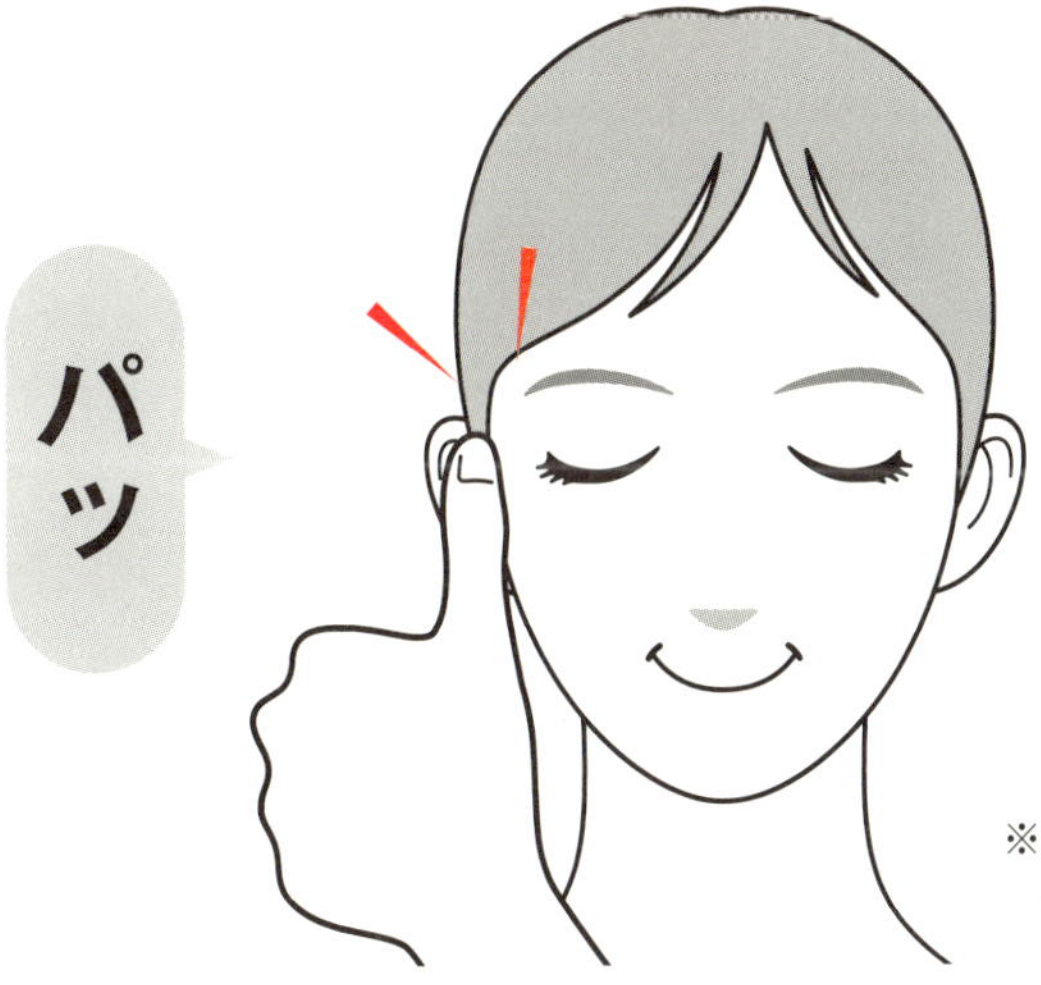

パッと離す。

※左右の手を替えて、左目も同様におこないます

ステップ 3

まぶた

まぶたの押圧は、まぶた全体をおおうように親指の腹をぴたっと当て、「ジワー・パッ」で眼球全体の血流をよくします。

目の上部と下部には親指の先の角を使いましたが、**まぶたには親指の腹を使います**。

右目は左手、左目は右手の親指で押圧します。親指以外の指は握らずに伸ばしたままにしておくか、4本の指をそろえておこなってください。

押圧といっても、**まぶたを親指で「ジワー」っと温めるようにして当てるだけでOKです。あくまでもやさしく当てるだけと考えてください**。

姿勢が悪いと自然に力が入ってしまうことがあるので、背筋を伸ばしましょう。決してまぶたの内側にある眼球に刺激が届くほど強く押したり、グリグリと動かしたりしてはいけません。十分にご注意ください。

3〜5秒「ジワー」っと親指の腹を当てたら「パッ」と離す、をリズミカルに20〜30回くり返します。これで1サイクルです。

朝晩、それぞれ2、3サイクルおこなってください。

さっそく次のページからの解説イラストを見ながら、実践してみましょう。

基本の「ジワ〜ッパ」

ステップ3 まぶたの血流アップ

押圧エリアと使う指

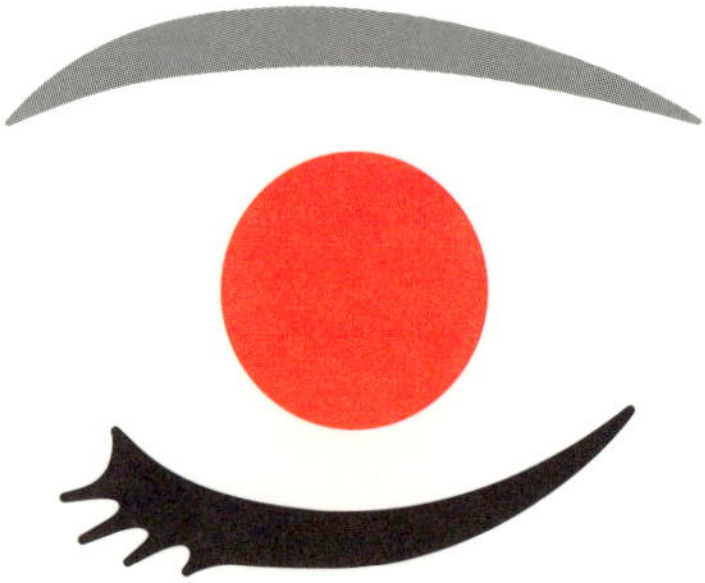

＼ここで押圧します／

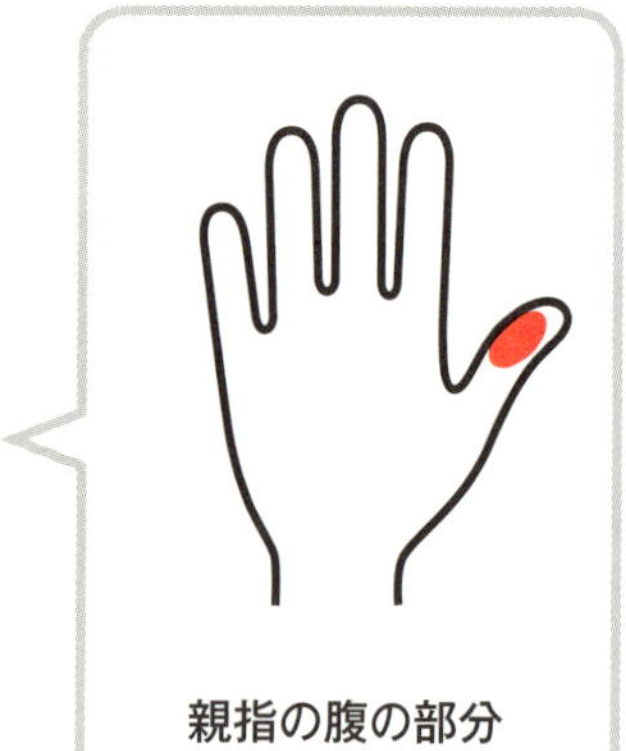

親指の腹の部分
を使います

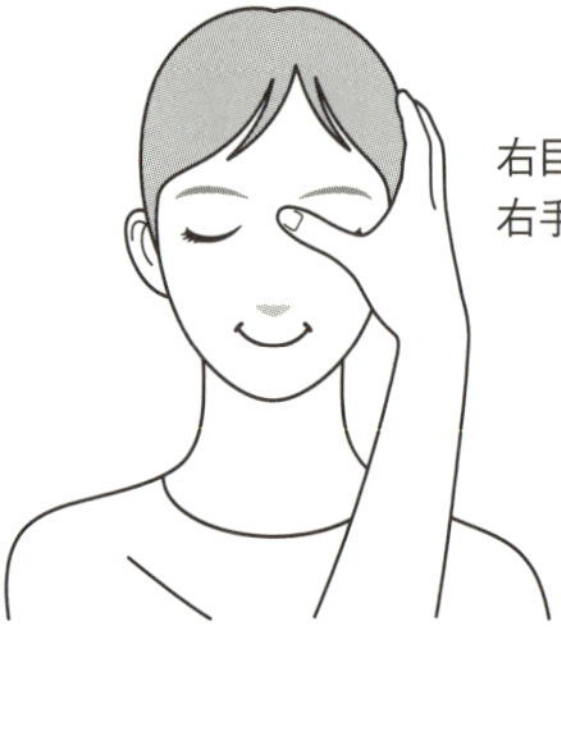

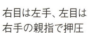

右目は左手、左目は
右手の親指で押圧

注意！

まぶたの「ジワー・パッ」をするときは、眼球を目の奥へと押さないように注意しましょう。眼球を押すのではなく、まぶたを温めるつもりで指を当てます。

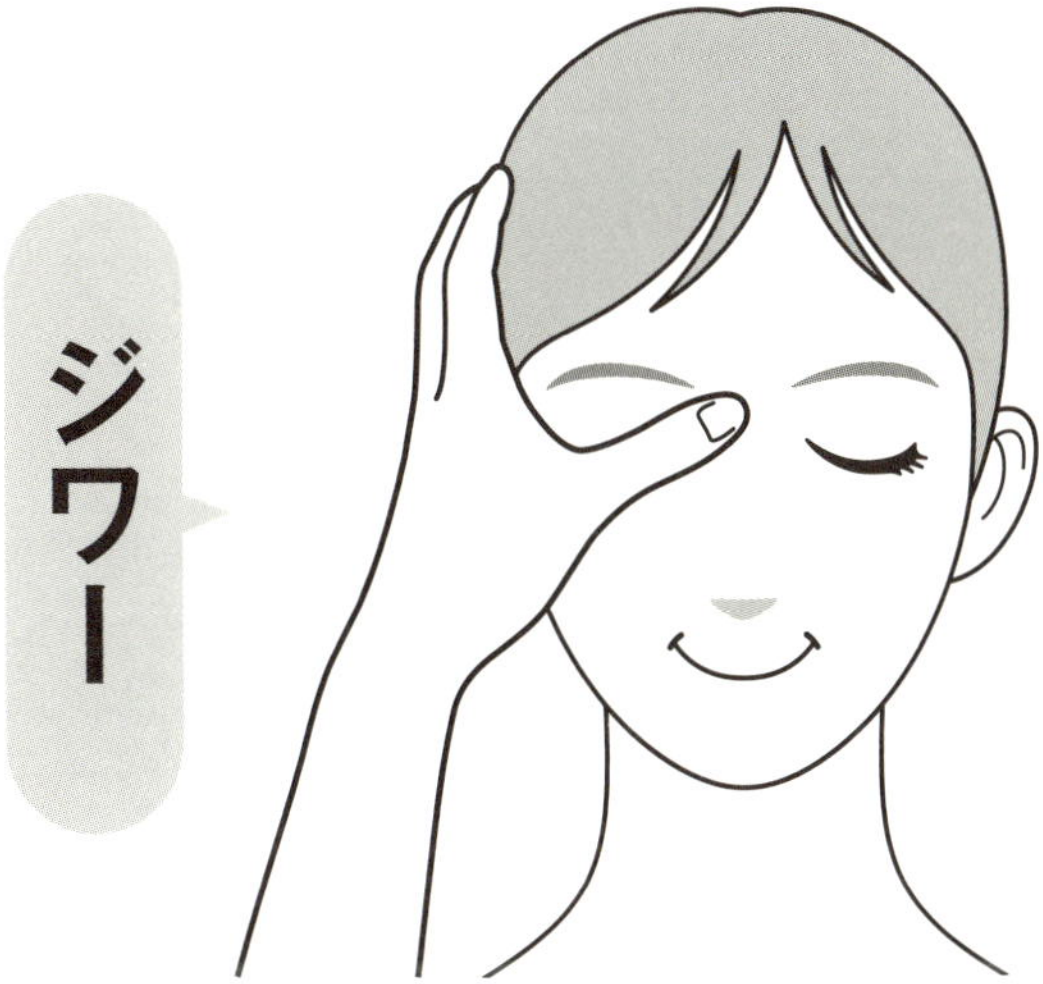

右目は左手の親指の腹でまぶたをおおうように当て、3〜5秒。

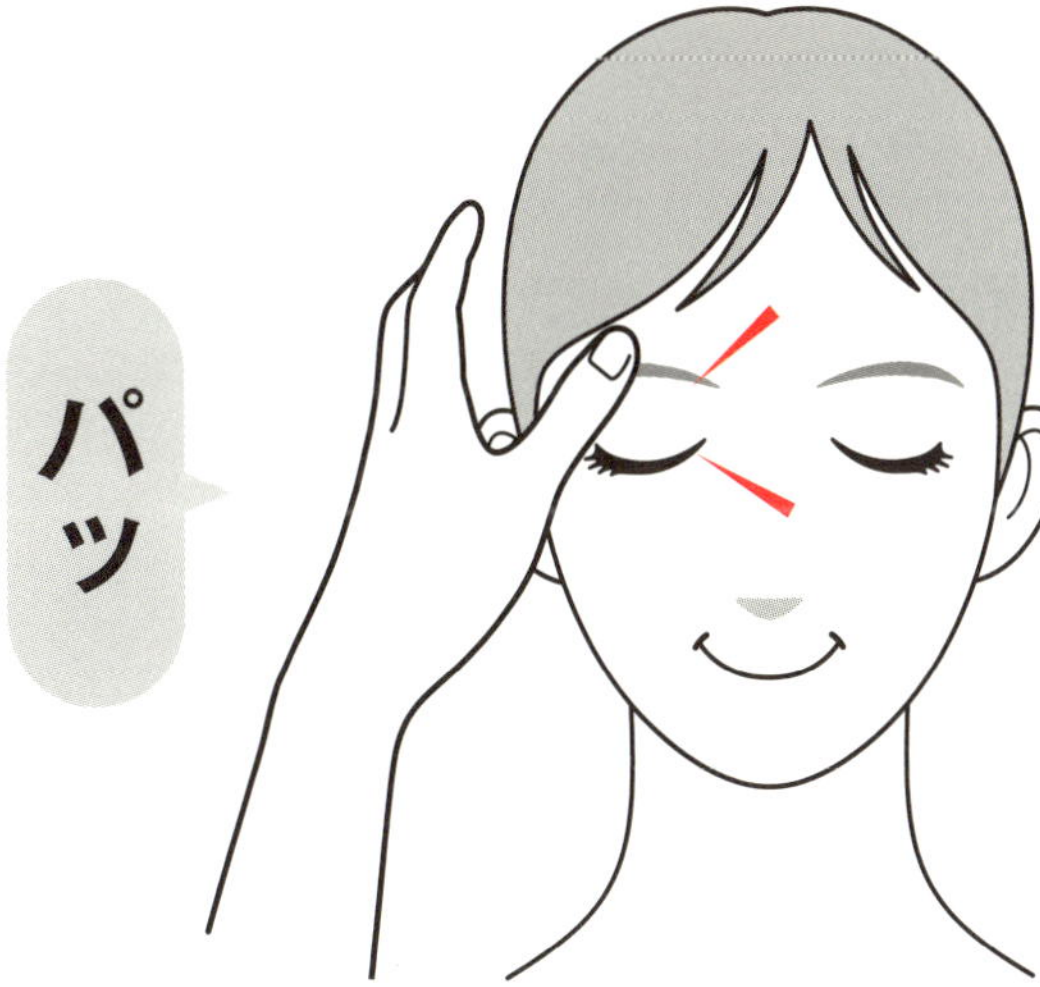

パッと離す。

※左目の押圧も手を替えて同様におこないます

プラスすると効果が倍増！
首と肩の「ジワー・パッ」

目の周囲だけでなく、その近くの首や肩、頭の血流をあわせて促すと、より不調が取れやすく、視力アップの効果も望めます。

そこで、さまざまな目の症状を改善するのに効果的な、肩から上の血流を上げる「ジワー・パッ」をご紹介します。

注意したいのは、よい姿勢でおこなうこと。首のうしろ側をおこなうときは、下を向かないように気をつけてください。下を向くと指先がうまく入らず、正しい「ジワー・パッ」ができません。

目がひどく疲れると、首や肩もこります。逆に、首や肩がこっていると目にも悪影響をおよぼします。ですから、**こりをほぐすことは、視力低下を防ぎ、**

目の諸症状を改善する手助けになります。

首は3つのエリアに分け、それぞれ押圧して血流改善を促します。「首の横」は、頭と肩を縦につなぐ首すじのエリアです。首すじの上のほうに親指の先の腹を当てて「ジワー・パッ」。下方に移動させながらリズミカルにくり返してください。手を替えて左右ともおこないましょう。

「うなじ」は脇に近い左右と中心をそれぞれ押圧します。「うなじの左右」は首の横と同様に親指で、「ジワー・パッ」を上から下方へくり返します。「うなじの中心」は親指と小指以外の3本の指を使い、首の骨の左右を押圧します。うなじを押圧するときは、下を向きがちなので注意しましょう。

「頭の骨の下」は、耳のうしろのポコッと出ている骨を見つけ、その骨の下の部分を小刻みにずらしながら、親指で「ジワー・パッ」と押圧してください。

「肩」は、左肩は右手で、右肩は左手でおこないます。押す側のひじを反対側の手で持ち上げると、てこの原理で指先が入りやすく、ラクに押圧できます。

プラスして効果倍増！

＋1 首の横

押圧エリアと使う指

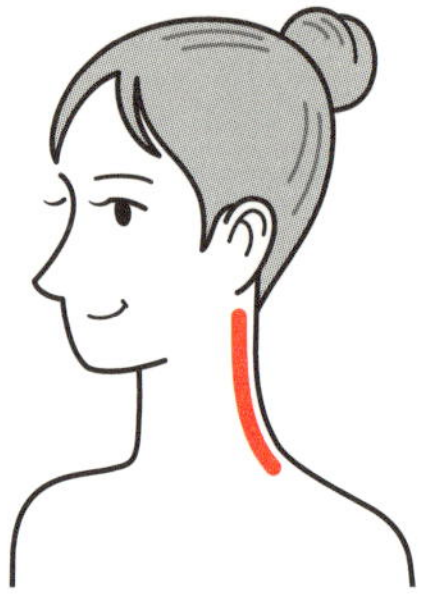

首の横の筋肉（僧《そう》帽《ぼう》筋《きん》と胸《きょう》鎖《さ》乳突《にゅうとつ》筋《きん》）

＼ここで押圧します／

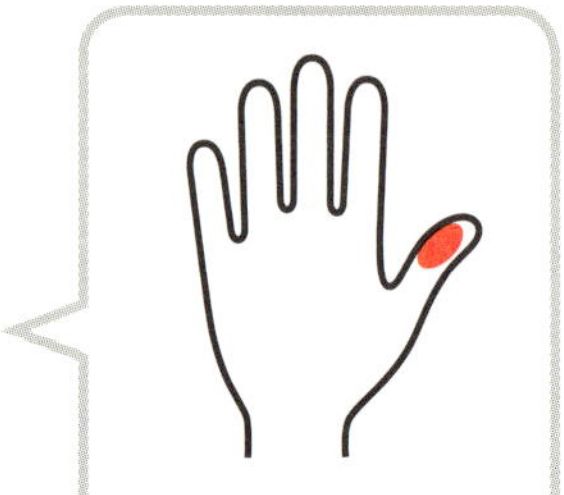

親指の腹の部分を使います

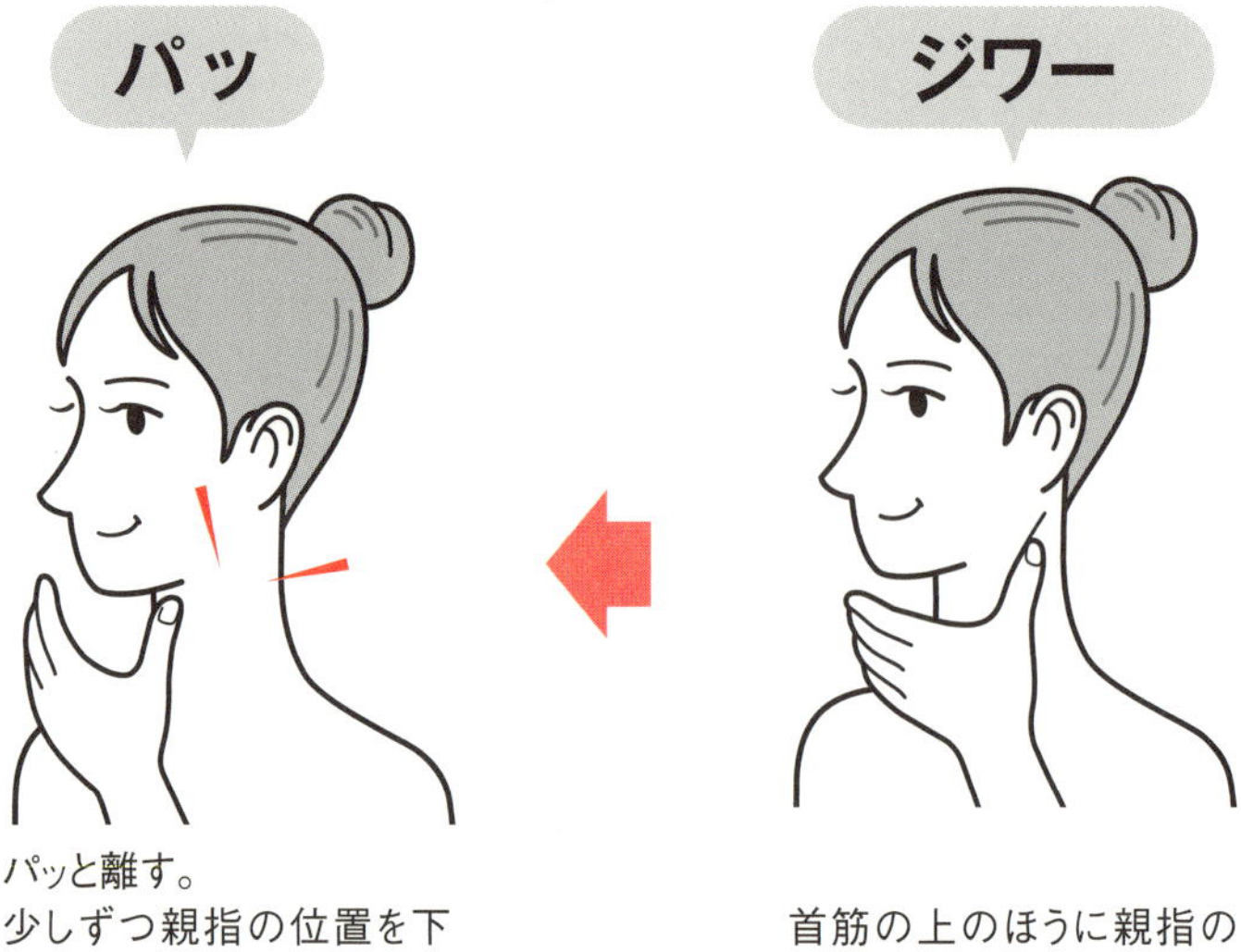

首筋の上のほうに親指の先の腹を当て、そのまま3〜5秒ゆっくり圧をかける。

パッと離す。
少しずつ親指の位置を下げながら、リズミカルに10回くり返す。

プラスして効果倍増！ ＋2 うなじの左右

押圧エリアと使う指

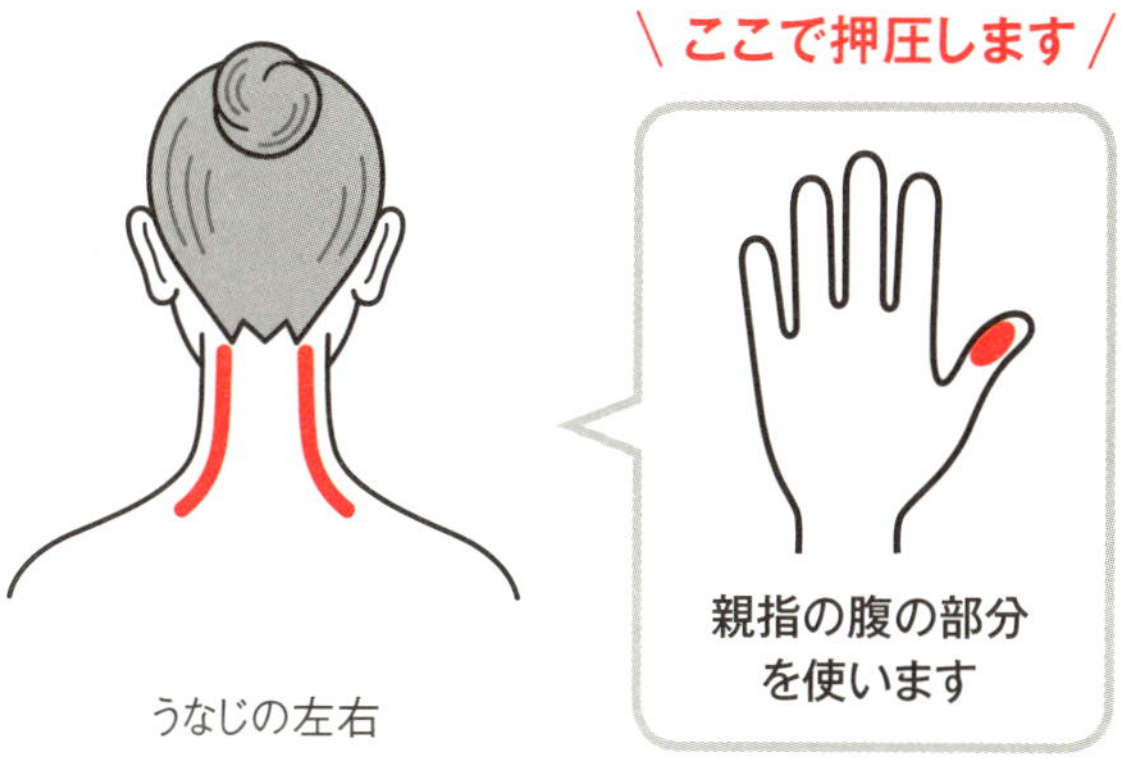
＼ここで押圧します／
親指の腹の部分
を使います

うなじの左右

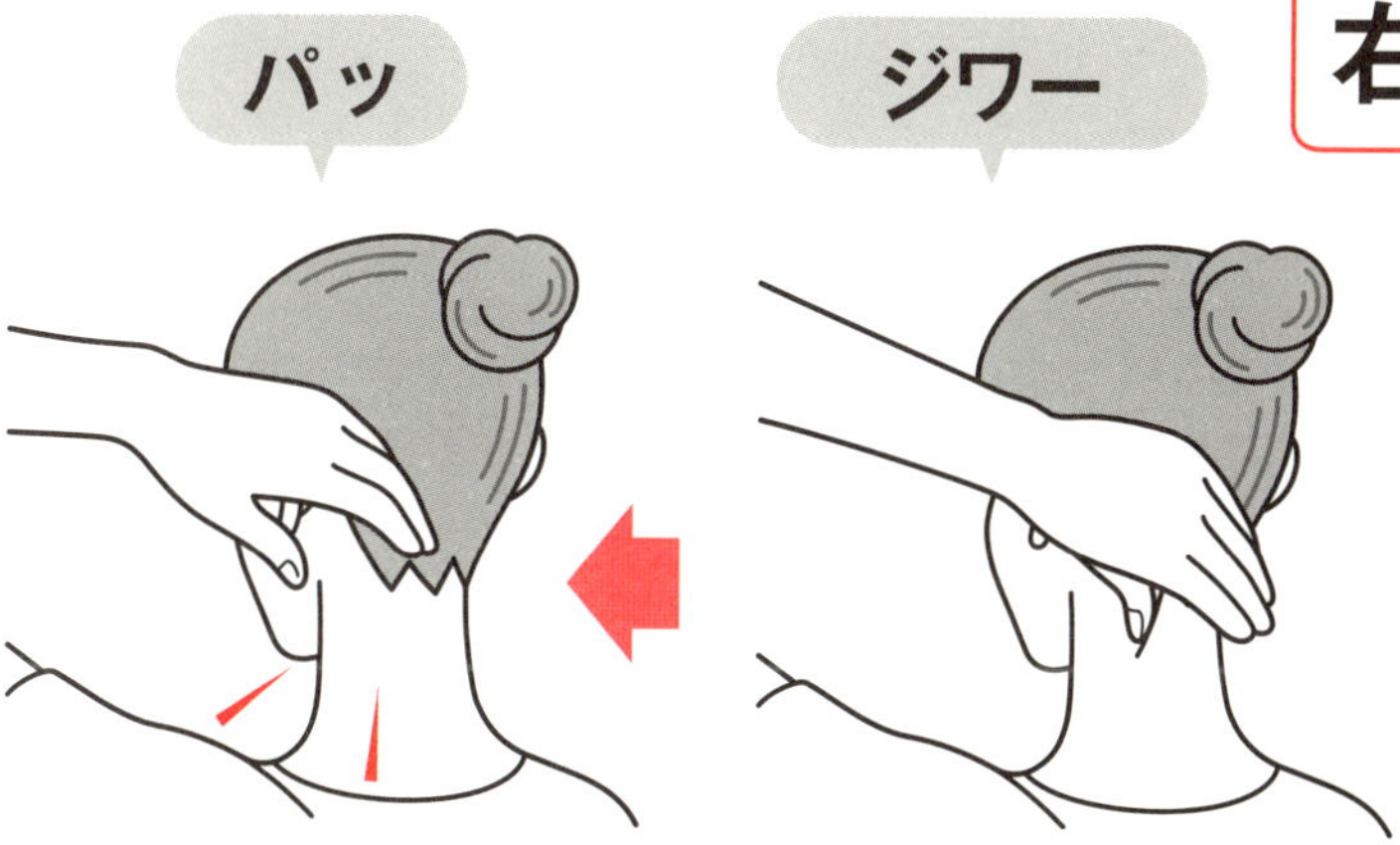
パッ
ジワー

パッと離す。
少しずつ親指の位置を下げながら、リズミカルに10回くり返す。

うなじの上のほうに親指の先の腹を当て、3〜5秒ゆっくり圧をかける。

プラスして効果倍増！

3 うなじの中心

押圧エリアと使う指

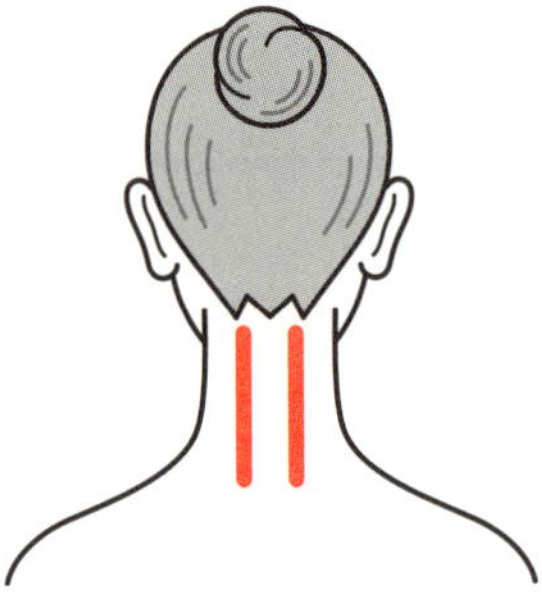

うなじの中心
（首の骨の左右）

＼ここで押圧します／

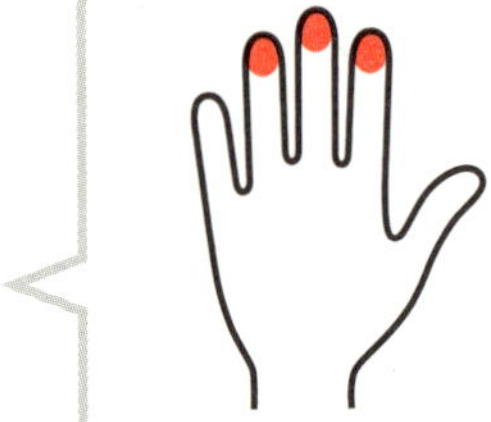

3本指の腹の部分
を使います

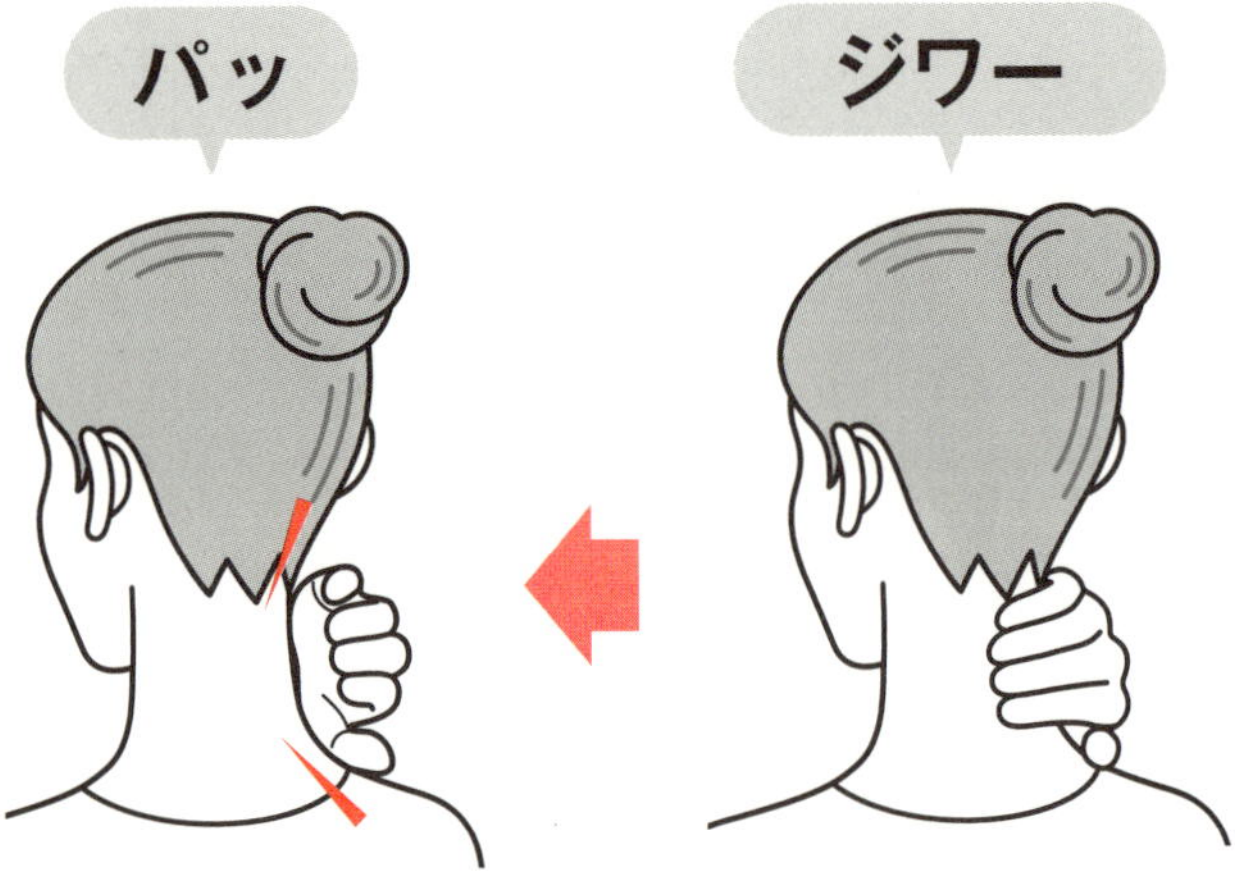

パッと離す。
少しずつ親指の位置を下げながら、リズミカルに10回くり返す。

首の骨の左右のすぐ横に3本の指先を当て、3～5秒ゆっくり圧をかける。

プラスして効果倍増！

4 頭の骨の下

押圧エリアと使う指

＼ここで押圧します／

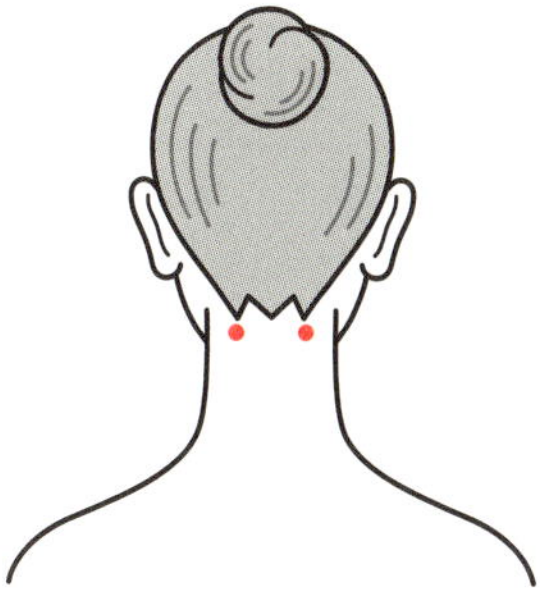

ぼんのくぼの両脇

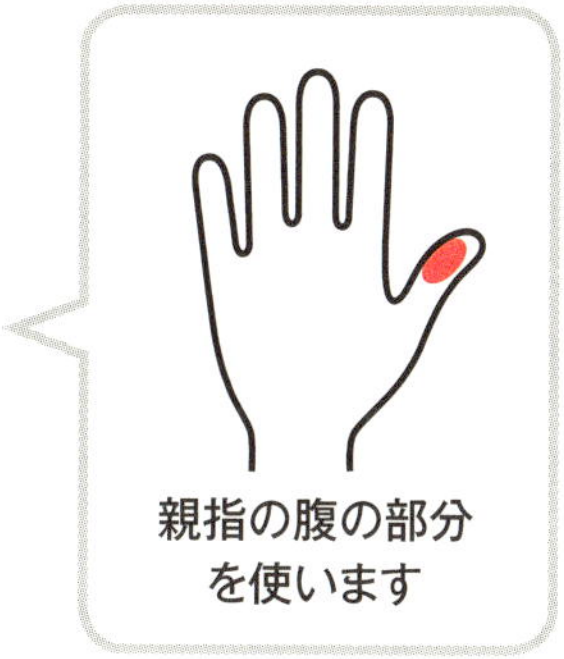

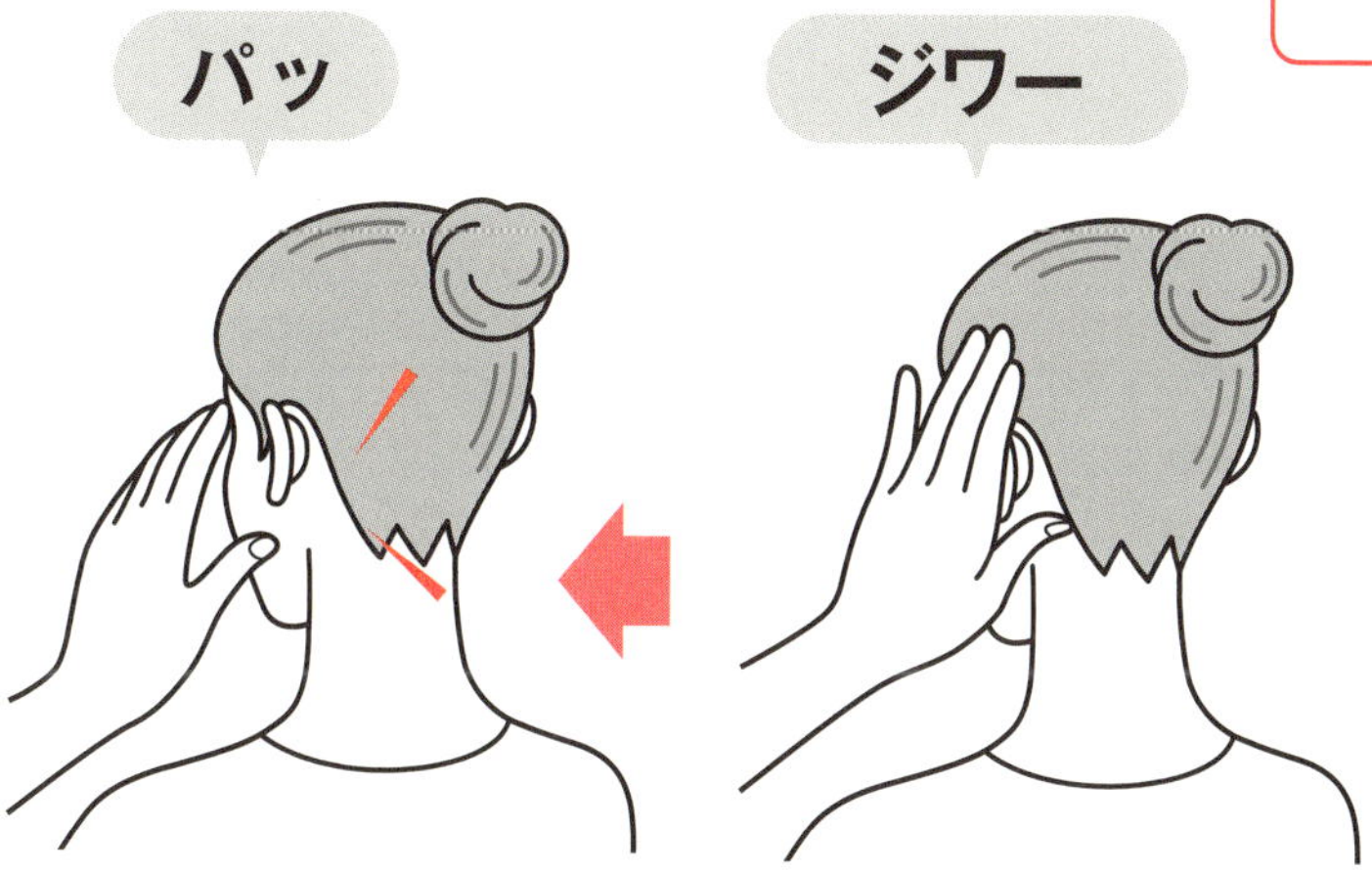

耳のうしろの突起を見つけてその骨の下の部分に親指を当て、3〜5秒ゆっくり圧をかける。

パッと離す。
少しずつ親指の位置を下げながら、リズミカルに10回くり返す。

押圧エリアと使う指

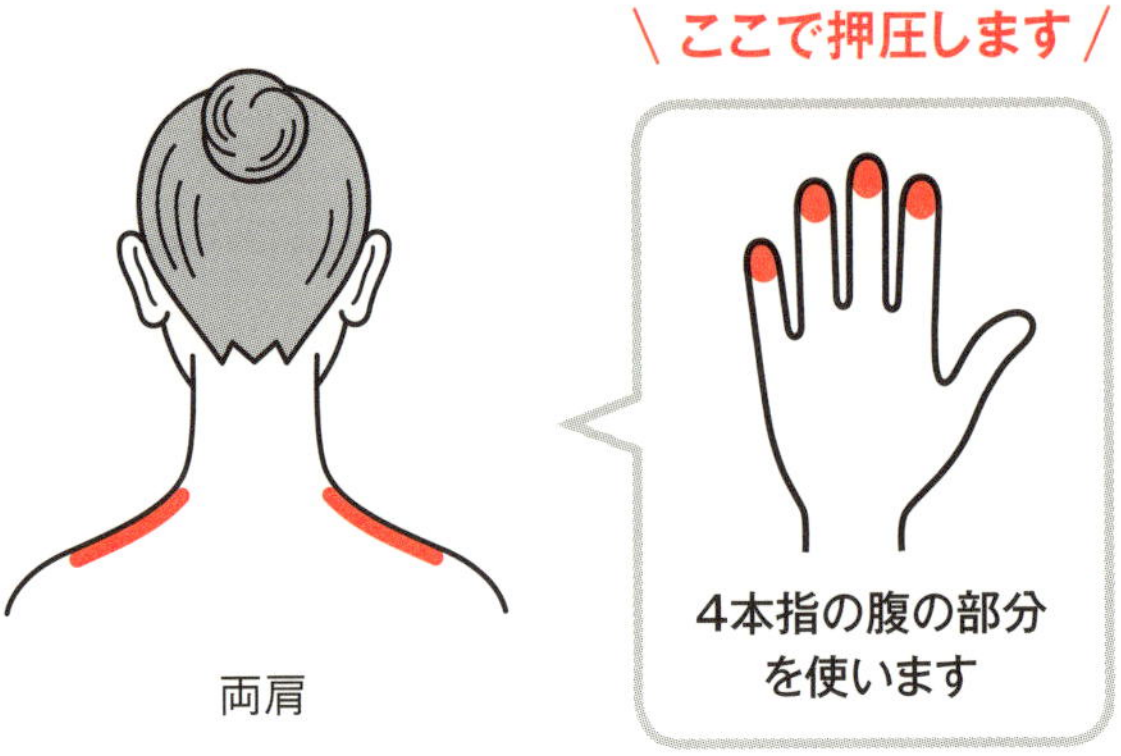
ここで押圧します
4本指の腹の部分を使います

両肩

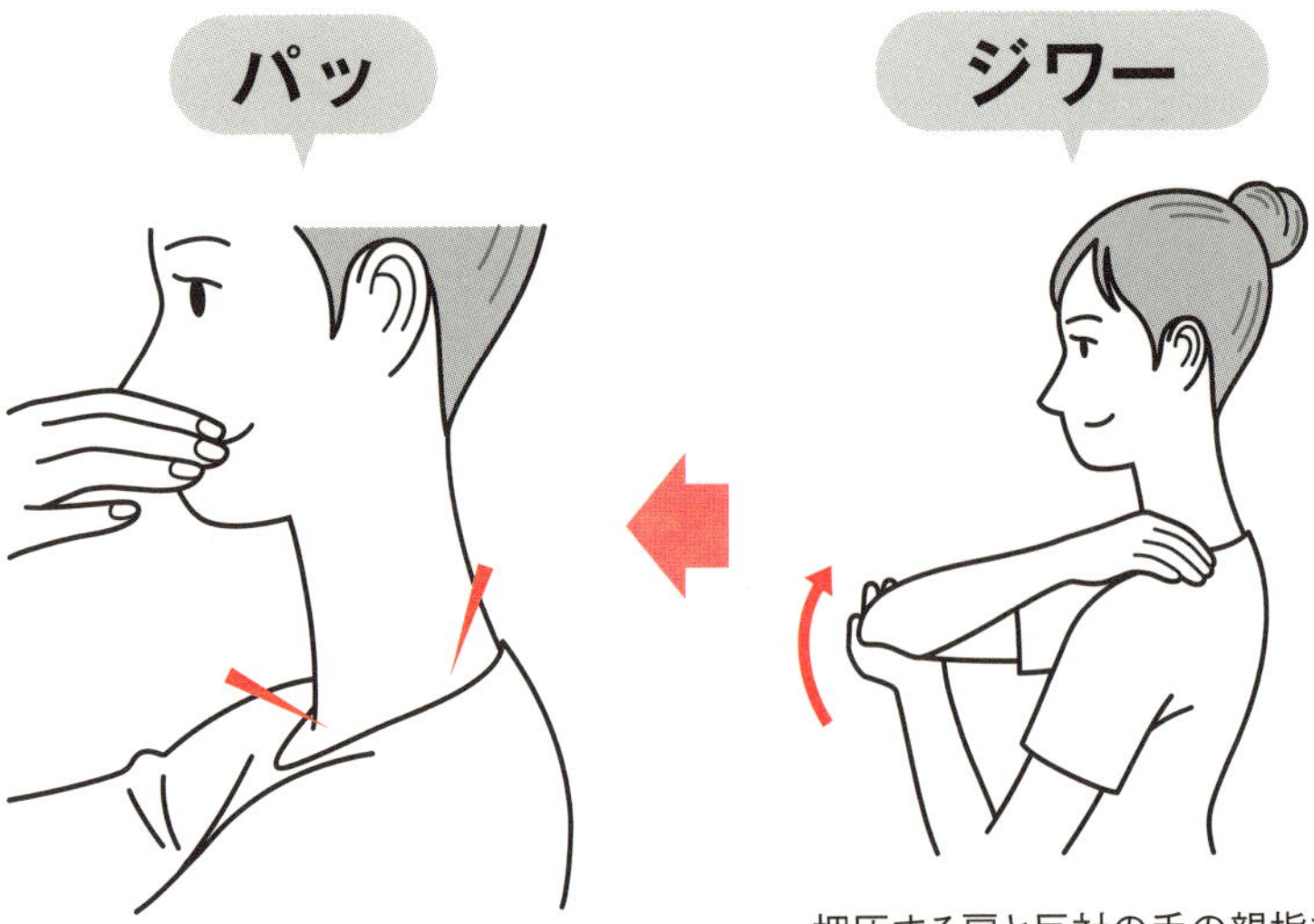
パッ
ジワー

パッと離す。

押圧する肩と反対の手の親指を除く4本の指を肩に当てる。ひじをもう片方の手で持ち上げながら、3〜5秒圧をかける。

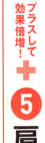

一気にできて簡単リフレッシュ！ 時短の「ジワー・パッ」

デスクワークの方に特におすすめしたいのは、今すぐリフレッシュしたいとき、じっくり取り組む時間がないときなど、**1分もかからず目をクリアにすることができる時短の「ジワー・パッ」です**。

即効性があるので、なかなか進まなかった仕事も、「ジワー・パッ」のあとはすぐさま能率が上がり、一気に片づけられます。

圧をかける方向は、91ページで紹介した通り、目の上部と下部は眼球と骨の間です。また、まぶたは力を抜いてソフトに親指のつけ根あたりを当てるだけ。目の上部と下部は、親指以外の4本の指を使って一度に押圧することで、10カ所を押圧するよりもずっと短い時間でおこなうことができるのです。

たとえば、朝と夜はじっくりと時間をかけておこない、日中は職場で時短の「ジワー・パッ」をおこなうと決めるのもよいでしょう。

1日2、3回がやり過ぎないベストな回数です。

毎日続けて、いつもパッチリとした美しい目でいるようにしましょう。そうすると、視力低下や老眼に悩まされることなく、目のトラブルも徐々に改善していきます。

ステップ

1

目の上部

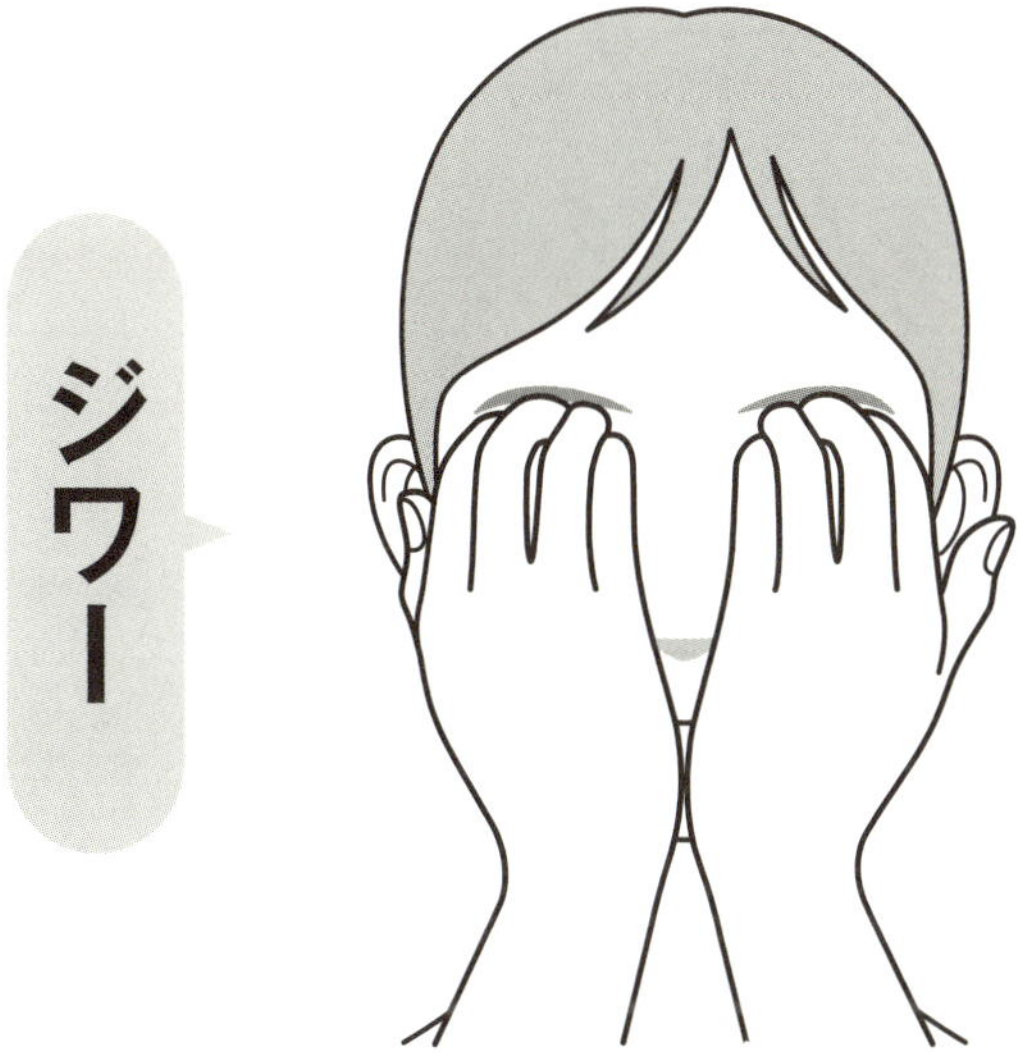

力を抜いて4本の指で3〜5秒。

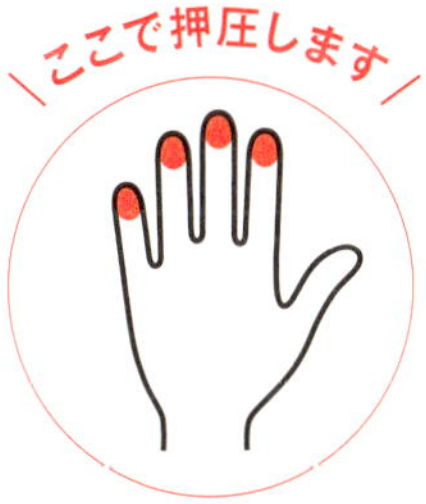

4本の指の先

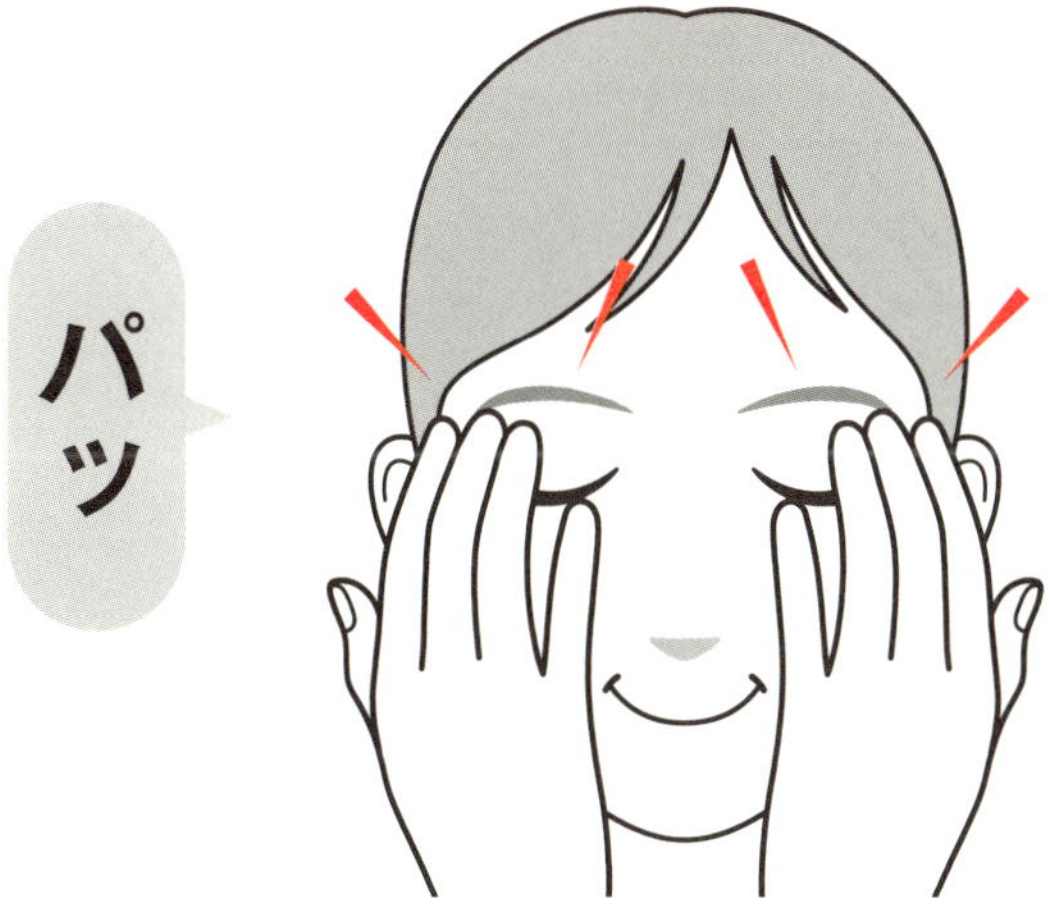

パッと離す。

ステップ 2

目の下部

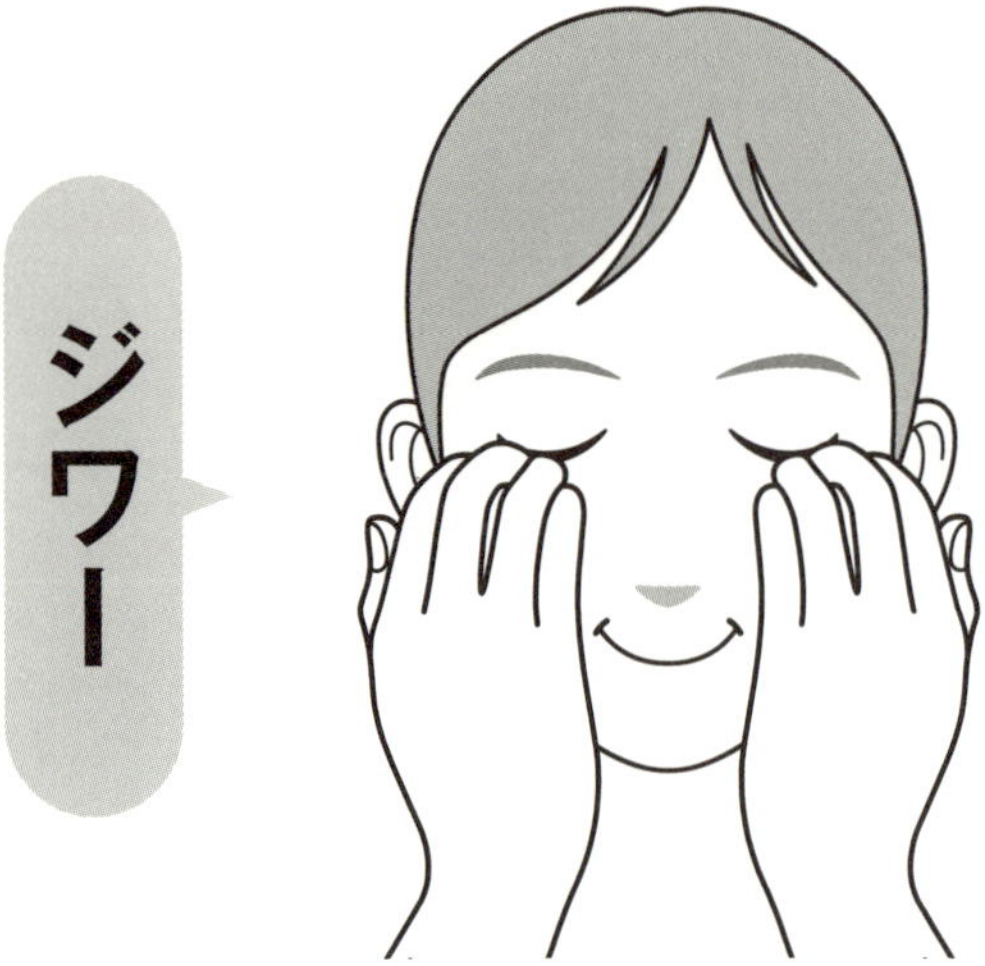

4本の指で目の下のくぼみを3〜5秒。

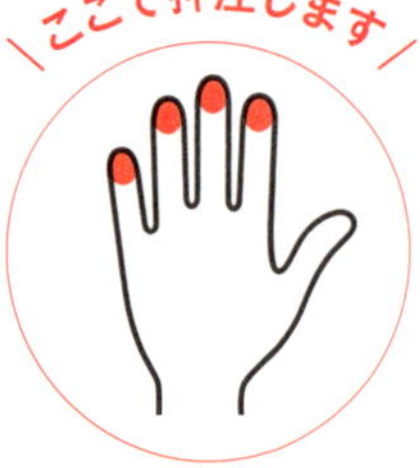

4本の指の先

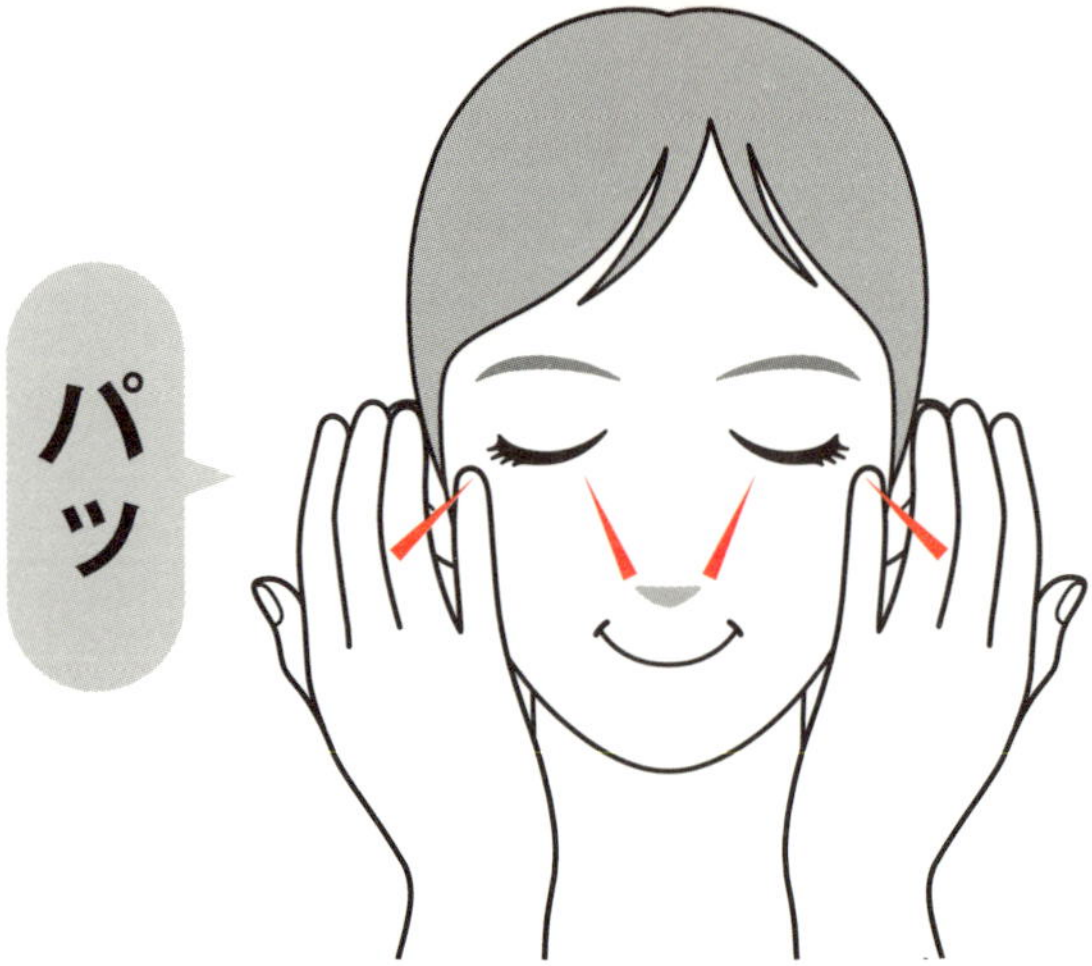

パッと離す。

ステップ
3 まぶた

ジワー

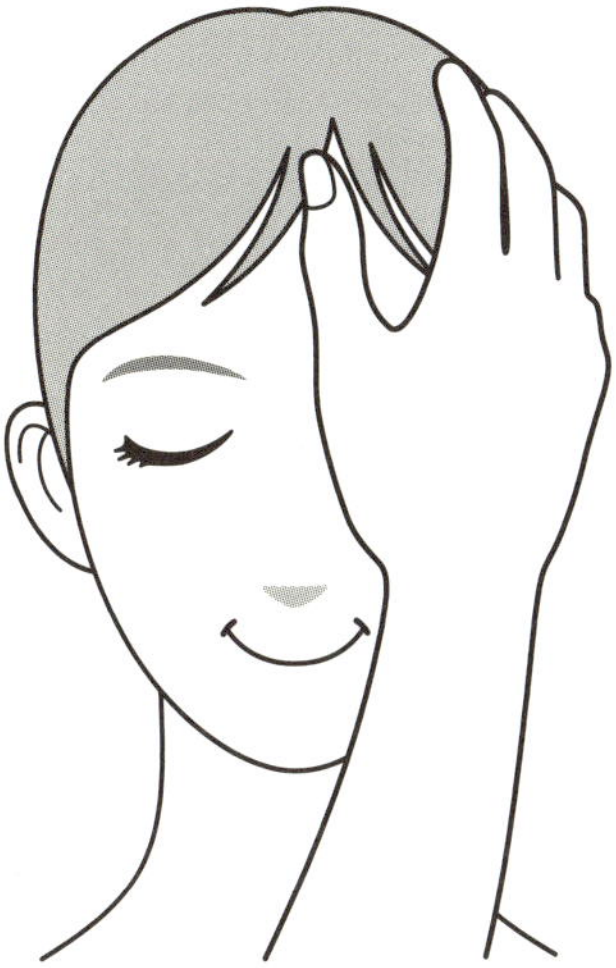

目と反対側の手の親指のつけ根で
まぶたを3〜5秒。

ここで押圧します

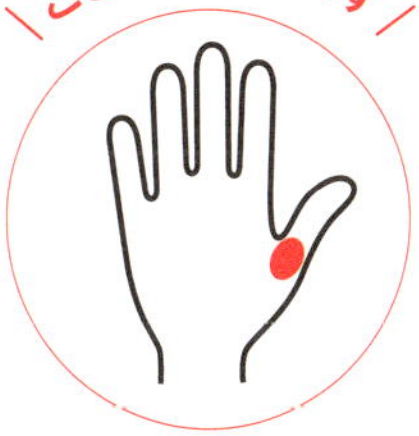

親指のつけ根あたり

パッ

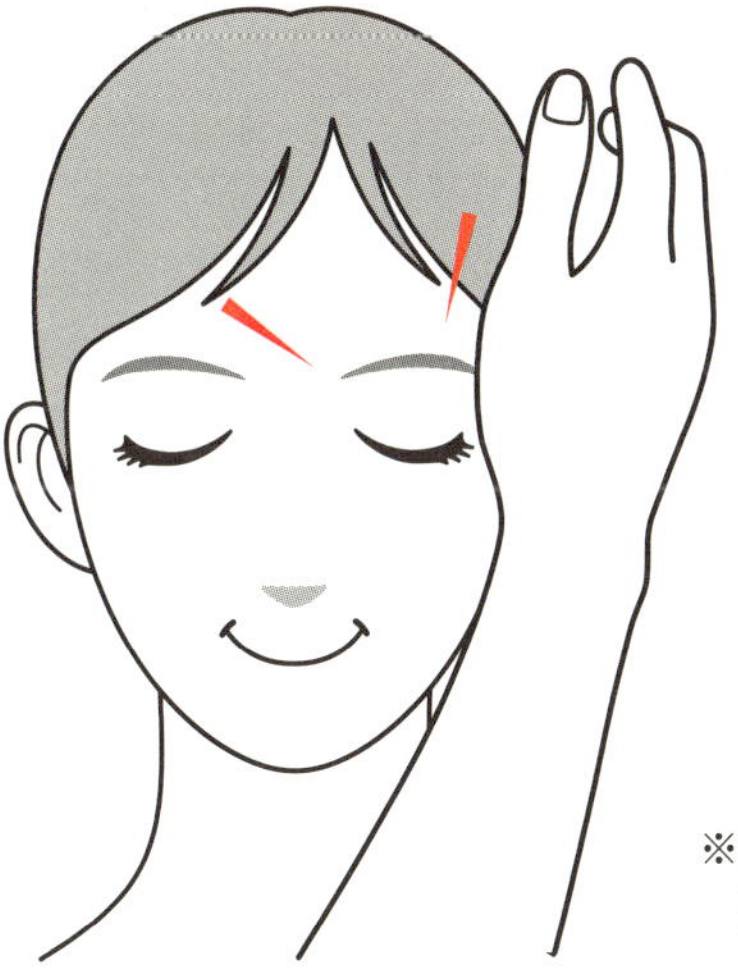

パッと離す。

※押圧する手を替えて、右目も同様におこないます

仕上げ こめかみ

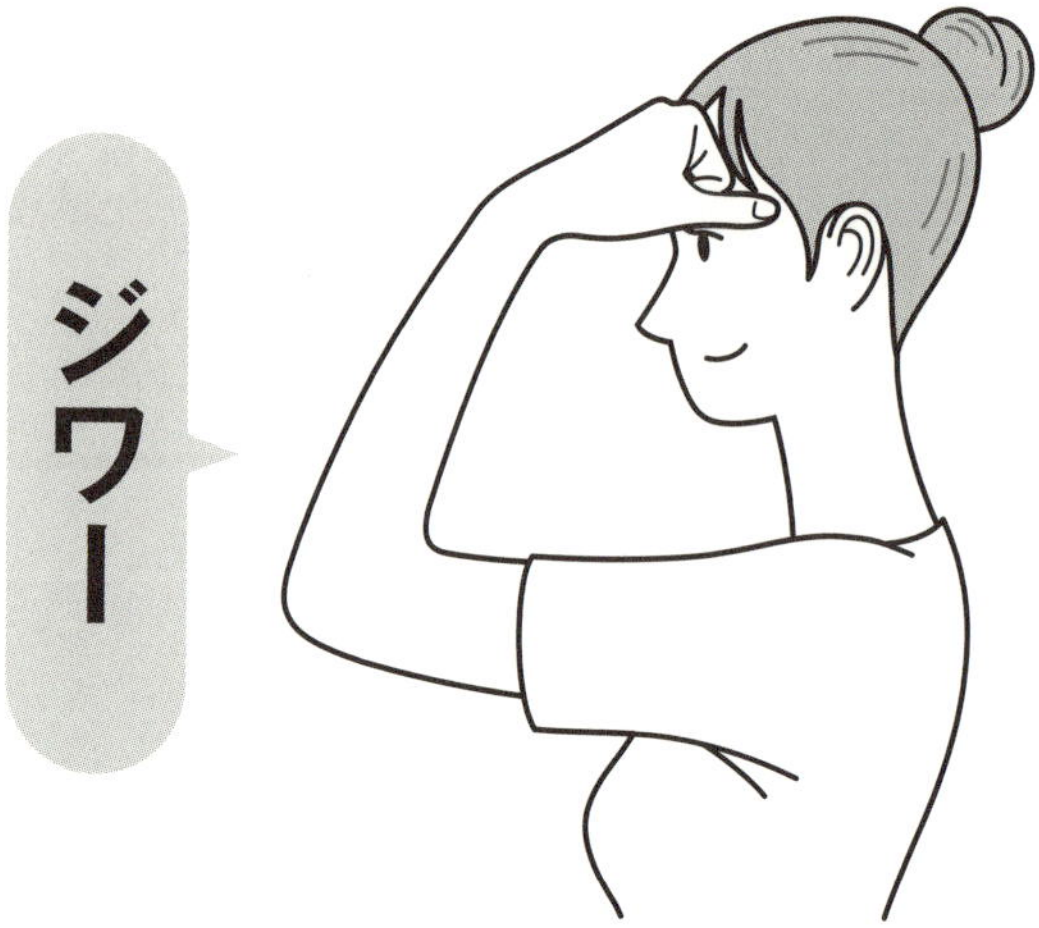

親指の腹全体を
こめかみに当て、3〜5秒。

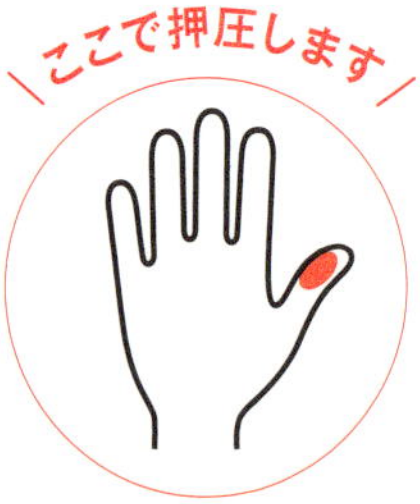

親指の腹の部分を
使います

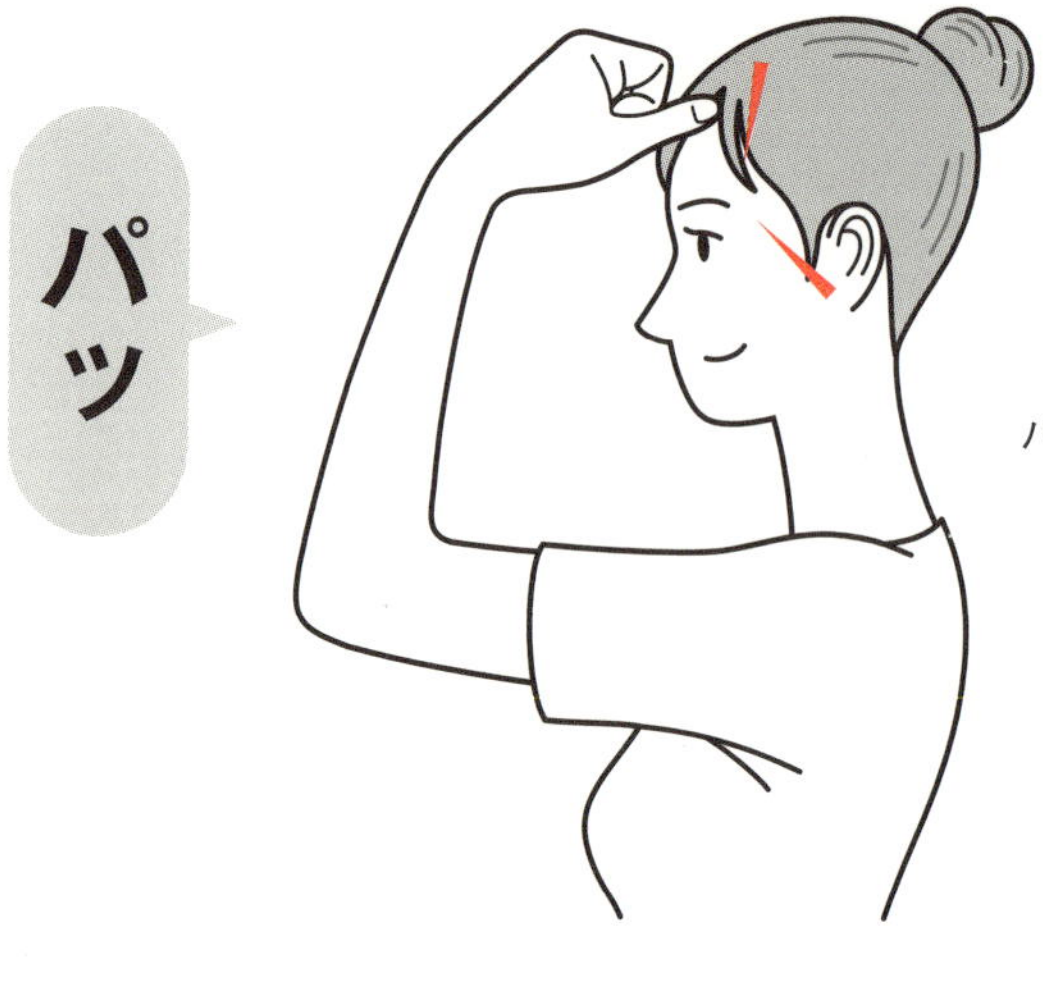

パッと離す。

「ジワー・パッ」で眼病改善！

正しくおこなうためのQ&A

Q 「ジワー・パッ」をしてはいけない人はいますか？

A 目に明らかな炎症がある人は、注意してください。

「炎症を起こしているときに触ってはいけない」とはよく聞くことですね。血液循環療法でも、目に炎症がある場合は触れずに眼科にかかっていただくのがベストだと考えます。

「ジワー・パッ」は、正しくおこなっていれば傷口などに直接触れるわけではありませんが、結膜炎やものもらいなどの炎症を起こしている目を、万が一、手を清潔にせずに触れてしまったり、強い刺激を与えてしまったりすると、悪化につながるおそれがあるからです。

Q

「ジワー・パッ」をするのはいつがいいですか？

A

朝昼晩の3回がベストです。

朝起きて1回、昼に1回、夜寝る前に1回おこなうと、目の周りの血流も保たれ、視力のアップにも、目の不調や病気の改善にも効果的です。朝晩の2回だけでもかまいませんので、毎日続けるのがおすすめです。

忙しいときは、117〜122ページの時短バージョンをおこなうとよいでしょう。

Q

眼科に行かなくてもいいですか？

A

自己判断だけで病名を決めつけてはいけません。

目の病気は、眼科で検査を受けないとわからないものもたくさんあります。自分では、網膜の傷や眼底出血、眼圧などはわかりません。視力の低下であっても、視力の数値までは自己判断できませんよね。不調を感じたら眼科にかかり、自身の目の状態を知ったうえで、眼科の治療とあわせて「ジワー・パッ」をおこなうのがよいでしょう。

Q 「ジワー・パッ」は多くやるほどいいですか？

A いいえ。やり過ぎはいけません。

「ジワー・パッ」は力をかけない押圧なので、刺激というほどのものではありませんが、1日におこなっていいのは3回までです。これは必ず守ってください。

私自身、若い頃ですが、早く回復させたいと回数を重ねた結果、かえって症状を悪くしてしまったことがあります。何ごともやり過ぎは禁物です。

Q 目の周りの血流がいいというのはどんな状態ですか？

A 視界がクリアで触るとやわらかいのが特徴です。

「ジワー・パッ」をして血流がよくなると、かすみが晴れたように視界がクリアになり、目がぱっちりと開きます。目の周りの筋肉などもこわばりが解けて感触がやわらかくなります。もし、「ジワー・パッ」をしていて、特にかたくしこりのようなものを感じたとしたら、そこは重点的に「ジワー・パッ」をおこなってください。

Q 「ジワー・パッ」の強さがわかりません。

A 強く押すのはよくありません。

あくまでも、毛細血管をやさしく圧迫して、離すと同時に血液を勢いよく流すのが目的ですから、強く押してはいけません。「もっと強く押すのだと思っていた!」「こんなに弱い押圧でいいの?」というのが、体験者に多い声です。片方の腕をもう片方の親指で押してみてください。そのとき、親指の爪の先が白くならない程度がちょうどよい強さです。「ジワーっと無理なく自然に入っていく」感じが、「ジワー・パッ」の押圧加減です。そして、目のキワにジワーっと親指を当てた際、気持ちいいと感じる強さです。

Q 寝ておこなってもいいですか?

A ラクな体勢でおこなってOKです。

座ってでも、立ってでも、横になってでも、毎日の習慣にすることが大切です。ただ、うつむくと皮膚も下がって押圧の加減がわかりにくいので、顔をまっすぐか仰向けでおこなったほうがよいでしょう。

Q

コンタクトレンズとめがね、どちらがいいですか？

A

お好みで選んでください。

最近のめがねは軽量になっていますが、めがねをかけていることでストレスを感じる人もいます。コンタクトレンズなら、そういうストレスはほとんどありません。とはいえ、目に直接入れることに抵抗を感じる人もいますので、そういう人はめがねを選ぶとよいでしょう。

どちらも機能や装着感がどんどんよくなっています。ただし、国産ではないめがねには、UVカット機能がついていないものもありますので、めがねもコンタクトレンズもUVカットのものであるかどうかの確認はしてください。紫外線は網膜まで達する光なので、健康な目のために防ぐことが大切です。

そして、「ジワー・パッ」の際は、コンタクトレンズやめがねを必ず外してから、手を清潔にしておこなってください。

不調が
劇的改善！
体験談❶

手術と言われた「加齢黄斑変性」がすっかり治り、免許も「眼鏡なし」に!!

T.O.さん（75歳・女性・大阪府豊中市）

40年前から続く足のねん挫の痛みを和らげたいと思い、2016年11月頃から大杉先生に血液循環療法の施術をしてもらうようになりました。

ねん挫をした40年前の当時は海外に住んでおり、子育てで忙しかったこともあって「ねん挫くらい」と、しっかり治さずにそのままにしていました。私は運動が好きで、時間があるときはテニスをしたり、社交ダンスをしたりしていました。若かったので、それでも痛みに耐えられていたのです。

ところが、70歳にもなってくると、痛みがとてもつらくなってきてしまいました。そこで、病院にかかったところ、「じん帯が伸びているので手術をしたほうがよい」ということになったのです。

私は自分の体にメスを入れるのはとても受け入れがたく、どうしようかと悩んだのですが、ちょうどその頃、大杉治療院を知り、幸い家からも近かったので、通うことにしました。

実はそれ以前に、人間ドックで「加齢黄斑変性の疑いあり」との結果が出たため、眼科を受診して検査をしてもらったのですが、医師から「目に新生血管ができています。網膜からは、幸いはずれているけれど、加齢黄斑変性です」と診断されていました。

自覚症状はまったくありませんでしたが、定期的に検査通院していたところ、2016年12月に突然「悪化していますので大学病院へ行ってください」と言われてしまったのです。翌1月に大学病院にかかったところ、手術をすすめられてしまいました。

そこまで目に不自由を感じていたわけでもなかったですし、やはり手術するのは極力避けたいと思いました。そこで、手術を受けたくないことと、ねん挫の痛みを和らげるために通っている血液循環療法がとてもいい経過なので、目もそれで改善したいと大学病院に伝えたところ、そのまま元の眼科にカルテが戻されました。

こうして、大杉先生の治療院で足の施術を受けた際、眼科での目の治療についてご相談させてもらい、２０１７年1月から目の血液循環療法もやっていただくようになりました。

1月から5月までは月5、6回通って集中的に施術していただきました。6月からは忙しくなったので通う回数は減ったものの、自分でもたまに「ジワー・パッ」をしながら、毎月通っていました。

そして、10月になった頃、眼科医に「眼底の腫れがひいていますね！ どうしたことでしょう」とびっくりされたのです。このとき、私が血液循環療法できっと回復すると信じたのは間違いなかったと思いましたね。

さらに、ずっと「眼鏡等」という条件つきだった車の免許証が、目の施術を集中的に受けていた時期である2017年3月の更新の際、なんとはじめて条件がなくなったのです。

今では目に不調はまったくなく、たまにどうしても見えづらい文字や、新聞よりも小さな文字を読むときにだけ老眼鏡をかける程度。これは大杉先生のおかげだと思っています。

不調が劇的改善！体験談❷

「飛蚊症」の悩みが解消！「緑内障」も進まない！

山口加寿子さん（72歳・女性・大阪府大阪市）

今から15年ほど前になりますが、新聞だか雑誌に載っていた、緑内障を調べるマス目を見ていたら、左目の右上に見えないところがあるように感じ、眼科を受診しました。検査をしてもらったところ、やはり「緑内障」と診断され、定期的に検診を受けるようにしていました。

それからしばらくしたある雨の日に、自転車に乗っていたらタイヤがツルッとすべって転んでしまい、左のひざのお皿を割るというケガをしました。手術でひざの骨をくっつけてもらい、２カ月ほど入院しましたが、医師には「正座はもうできませんよ」と、軽い調子で言われてしまったのです。

「え、そんな～」と思いましたが、医師は「片方のひざを曲げなくても、そんなに支障はないでしょう」とおっしゃるのです。

日常生活に大きな支障はないとはいえ、ずっと水泳を楽しんでいた私は、やはりひざが痛むので、思うように泳げないこと、元通りの生活ができないことにがっかりしてしまいました。


そうして、10年ほど前になるでしょうか。あるとき、健康系の冊子に大杉先生の講演会があるという情報が載っていて、ちょっと興味を持ったので聴きに行きました。

大杉先生がひと通りお話しされたあと、「どなたか、肩こりやひざの痛みがある方はいらっしゃいますか？　施術をしてみますのでどうぞ」とおっしゃるので、私も手を挙げ、やっていただくことになったのです。

そして5分ないし10分もなかったと思うのですが、大杉先生の「ジワー・パッ」を受けたら、今までずっとできなかったはずの正座がその場でできたんです。……もう、本当にびっくりしました。

それから、大杉治療院に通うようになりました。

施術を受けているときに、緑内障であることと、たまに黒い点が見えて飛蚊症にもなることを大杉先生にお話ししたところ、大杉先生がご自身の飛蚊症を「ジワー・パッ」で改善したとお聞きしました。そこで私もやり方を教えてもらい、自分でよくしようと思ったのです。

朝晩の2回、「ジワー・パッ」をやり続けているうちに、本当に黒い点がいつの間にか見えなくなっていました。

おかげさまでひざもよくなった今、私はほとんど毎日、プールで1㎞ほど泳いでいます。年に3回はマスターズの大会に出場するのですが、大会前などにスタートの飛び込み練習をし過ぎたり、疲れ過ぎたりすると、飛蚊症の症状が出ることがあります。

飛蚊症を自力で改善して以来、黒い点に「あっ」と気づいたら、その都度

「ジワー・パッ」をするようにしていますが、すぐに改善します。そのおかげか、この1年以上、飛蚊症の症状は出ていません。

また、緑内障のほうも診断を受けて15年になりますが、こちらの進行も本当にゆっくりで、日常生活に支障なく見えているのも「ジワー・パッ」のおかげだと思っています。

私は自由形100mを泳ぐのですが、水泳でひざをよく使っていると痛みが出てくることもあります。それに、ちょっとでもタイムをよくしたいので、今でも1週間に1回、大杉先生の施術を受けに通っています。

不調が劇的改善！
体験談❸

緑内障で高かった眼圧が下がった！ 23㎜Hg→13㎜Hgに！

篠田信子さん（仮名・56歳・女性・大阪府吹田市）

私は高校生の頃に視力が0・1まで下がり、それからはずっとコンタクトレンズを使っていました。朝起きてから夜寝るまで、コンタクトをつけっぱなしという生活を30年ほど続けてきたでしょうか。社会人になってからは仕事でパソコンも使っていましたので、40歳くらいの頃には0・06まで視力が下がってしまいました。

年齢を重ねるとともに、この先さらに目が悪くなるのではと不安に感じていたので、新聞などに視力のセルフチェックができるものが掲載されていると、それをやってみたり、本を読んでいるときに片目ずつでちゃんと見えているか確認したり、ということをしていました。

そんな2年前のことでした。その日も本を読みながら、片方の目をふさいでもう片方の目で文字がちゃんと見えているかを何気なくチェックしたところ、左目に一部見えていないところがあることに気づいたのです。すぐさま眼科にかかりました。

すると、緑内障と診断されてしまったのです。

眼圧を測ったところ、23㎜Hgあり、正常値を少し上回っていました。「緑内障は治りません」と医師に言われ、眼圧を下げて進行を抑えるための点眼薬を受け取って帰りましたが、とてもショックで、「この先、失明したらどうしよう」という不安が、どんどんふくらんでいったのです。

あまり目を酷使したくなくて、テレビや本を見るのは極力避けたかったのですが、それから1カ月くらいは緑内障のことを知るために、インターネットで調べたり、書店で緑内障のことが載っている本を探したりしました。調べるたびに「失明につながる病気」と書いてあり、胸がつぶれる思いがしました。

そんなとき、血液循環療法について載っている雑誌に出合ったのです。眼科医である山口康三先生の「緑内障もよくなる」というお話に勇気をいただき、血液循環療法が目にもよいこと、大杉治療院が大阪にあることを知りました。幸い、私も大阪に住んでいるので行ってみたいと思い、ご連絡して通うようになったのです。

それからは、目の血液循環療法を週に1回受けながら、自身でも教えてもらった「ジワー・パッ」を1日2回ほど続ける毎日。定期的に眼圧を測ってもらうと、ほんの少し下がってはまた上がるのくり返しでしたが、だいたい18㎜Hg前後の正常値になりました。

それでも「まだ失明するかもしれない」という思いは払拭《ふっしょく》できず、もう少し確実に眼圧を下げたいという気持ちがあったので、大杉先生にはいつも励ましていただきながら治療院で施術を受け、自身での「ジワー・パッ」も続けていました。

すると、1年半ほどたった頃でしょうか。ふと、目の周りのかたさが取れ、やわらかくなっていることに気づいたのです。血液の循環がよくなったのだと感じました。

そうして、最近測った眼圧は13㎜Hgでした。

ようやく成果が出たのだと実感しました。これは間違いなく血液循環療法のおかげだと思っています。

眼圧が正常に戻った今でも「しんどいな」「疲れているな」と感じるときは、目やこめかみにかたさを感じますが、調子のよいときはやわらかいのです。私自身の手で体調のよしあしを感じることができるようにもなりました。これからもずっと「ジワー・パッ」を続けていきます。

不調が劇的改善！
体験談❹

手術になるかもと言われた眼底動脈瘤がすっかり消えた！

E.K.さん（71歳・女性・兵庫県神戸市）

59歳のときでした。バイク事故で骨折し、家の中でじっとしていた時期があります。そのとき、どんどん視力が下がってものが見えづらいと感じました。おかしいなと思っていましたが、骨折が治ったあるとき、スーパーに行ったら人の顔が二重に見えたんです。鼻も口も2つあるように見え、すぐさまスーパーの前にあった眼科に飛び込みました。

すると、老人性の白内障だと診断されてしまいました。老人性なんて言われて、とてもショックでした。もともと両目ともに0・7くらいあったのですが、左目の視力が半年で0・01にまで下がってしまいました。

その後、別の眼科にかかって左目にレンズを入れる白内障の手術を受けたところ、左右の見え方のバランスが悪く、めがねをかけることになってしまったのです。それまでめがねをかける習慣がなかったこともあって、「一生めがねをかけて生きていくのか」と思うと落ち込みましたし、目の前のうっとうしさがつらかったため、さらに別の眼科にかかることにしたのです。

そこで両目の手術を受け、ようやく納得のいく見え方になり、めがねをかけなくてもよくなりました。

その前後になりますが、63歳の頃に脚が突然動かなくなってしまい、病院に行くと「心筋梗塞《しんきんこうそく》を起こしたあとです」と診断されました。それで手術を受け、ステントというものを心臓に入れたのですが、高血圧症もあって降圧剤を飲むことになりました。

しばらく飲んでいた降圧剤は、なかなか減らしてもらうことができませんでした。できれば薬を飲まなくてもいいようになりたかったので、ヒントを求めていろんな本を読みました。そんななかで見つけたのが血液循環療法でした。

これなら、血管の弾力や血流が改善して薬を減らせるのではないかと思い、大杉治療院にかかったのです。それが64歳の頃でした。

月1、2回、神戸にある自宅から片道2時間半くらいかけて治療院に通いました。最初、大杉先生は「おなかがグーと鳴ることはありますか？」と聞くのです。私はいつも何かを口にしていて、太ってもいたので、おなかが鳴るほど空腹になることがなかったのを、大杉先生は見抜かれたのだと思います。健康になるためには腸をきれいにしなくてはならないと言われました。それには、おなかがグーと鳴るような時間をつくることも大切だと。

それからというもの、大杉先生に施術を受けながら食事や間食を見直して、2カ月で3kg減らすことができ、最終的には6kgくらい体重を減らすことができました。

大杉治療院に通い始めて半年ほどたった頃、CT検査で「心臓は6割よくなっている」と診断されました。ですが、翌年、右目に眼底動脈瘤《りゅう》が見つかり、手術をするかどうか再検査することになりました。そこで、大杉治療院でも目の施術をしてもらうことにし、自分でも気づいたときに「ジワー・パッ」をするようにしました。

すると、4カ月後の検査で「眼底動脈瘤が消えて治癒している」と驚きの診断結果が出たのです！　大きくならないようにと願ってはいましたが、まさか消えてなくなるなんて。

本当によかった、血液循環療法をしていただいてよかったと思いました。やっぱり血液の循環はとても大切で、心臓の手術をする前に血液循環療法を知っておけばよかったのにと、心の底から思いました。

今は体調もよく、新聞の小さな字も読めますし、まったく不自由を感じていません。ただ、タブレットでインターネットを利用しているので、たまに目が疲れることがあります。そんなときは自分でこまめに「ジワー・パッ」をして、疲れ目を解消しています。

第4章

目がぐんぐんよくなる生活習慣

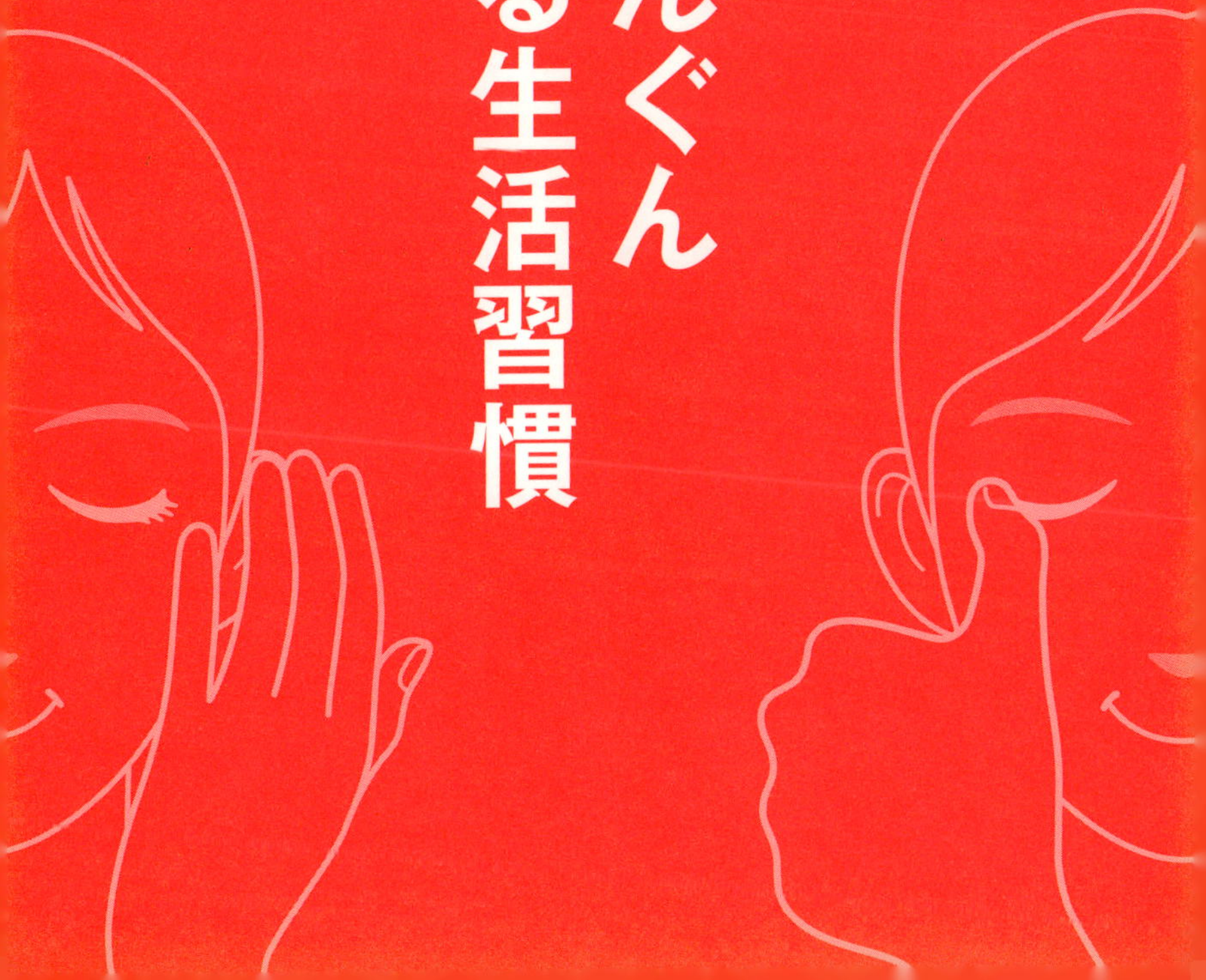

腹八分、甘いものを控えてドライアイ予防

血液の流れをスムーズに維持するには、食べ過ぎや甘いものを控えることです。

ここでいう甘いものとは、お菓子や清涼飲料水などに含まれる「ブドウ糖」「砂糖」、そしてバナナやりんごといった果物などに含まれる「果糖」です。

食べ過ぎや甘いものの摂取は、血糖値を急上昇させ、血液をドロドロにしてしまいます。

血糖値を下げるために膵臓《すいぞう》はインスリンを大量に分泌しますが、そんな状態が継続すると膵臓にとって大きな負担となり、インスリンが出なくなってしまう病気である糖尿病のリスクがぐっと上がります。

甘いものを摂る習慣をやめられず血糖値が高い状態が続いていると、体内で糖とタンパク質や脂質が結びついて、糖化という現象が起こります。それは、

細胞を劣化させ、老化に導く作用があります。また、糖化によってつくられるＡＧＥｓ（糖化最終生成物）という物質は、多くの病気の原因となることが知られており、アルツハイマー型認知症や動脈硬化などを進行させます。

もちろん、目にも悪影響をおよぼします。

加齢とともに白目が黄ばんでくるのも、この糖化現象のひとつ。

また、血液がドロドロになって流れが滞ると、目の表面をうるおわせている房水が出にくくなるので、目は乾きがちになり、ドライアイを引き起こすことにつながります。

ドライアイが進むと、目の表面は傷つきやすくなり、トラブルが起こりやすい環境になってしまいます。また、眼底出血のリスクも高まります。

甘いものを控えることと同じくらい大切なのが、食事を腹八分目にすることです。今はおいしいものが豊富で、つい食べ過ぎたり、高カロリーの食事になってしまいがち。満腹になると胃腸の機能をフルパワーで働かせることになります。

すると、体への負担も大きくなるのです。

実際、満腹になるとなんだかしんどいし、眠くなってしまいますよね。それが体に大きな負担がかかっている証拠です。

本来私たちは、少食でよい生き物です。

少食であれば、胃腸に血液を集中させるようなフルパワーの消化活動をする必要はありません。消化活動が少ないということは、体内に取り込んだ酸素の消費量が少なくて済み、そこで発生する活性酸素の量を減らせることにつながります。

活性酸素は細胞を傷つけ、病気を引き起こす原因にもなるため、その発生量が増えると、病気にかかりやすくなります。ということは、**活性酸素の発生量が減ると病気にかかりにくくなり、たとえ病気にかかったとしても治りやすい体になるというわけです**。

少食を心がけていれば、消化活動のために血液が胃や腸に集中してしまうこともないので、常に体全体に血液をめぐらせることができるのです。

間食や夜食は、やめましょう。

おやつを食べるのが習慣化している人は、まず1週間やめてみてください。きっと、少し体調がよくなったと感じられるはずです。

それができたら、次は腹八分を心がけてください。

「もうちょっと食べられるけれど、これ以上食べたら満腹になるからやめておこう」というスイッチを入れるのです。慣れればそれが普通になり、なんとなく体が軽くなり、目の痛みや頭痛、慢性的なだるさといった不定愁訴《しゅうそ》が減ってくるでしょう。

体と目の健康を維持するためには、必要以上に食べないことです。

目がよくなる食べ物と栄養素

目の健康を保つには、脳の働きをよくすることが大切です。

目から入った情報は視神経を通って脳に伝わり、そこで処理されてはじめて、「見えている」のです。そのため、目は脳の一部といえます。

「腸内環境が悪い」と脳の働きも悪くなります。ですから、目の健康を維持するためには、何を食べるかも大切というわけです。

腸内環境をよくすれば脳の働きもよくなり、目の不調も改善します。悪玉菌のエサとなる、甘いものや脂っこいもの、肉類、アルコールを大量に摂らないよう気をつけましょう。

「腸内環境がよい」というのは、善玉菌が活発で数も多く、悪玉菌と日和《ひより》見《み》菌がおとなしい腸です。そのバランスを支えるのは、食事や睡眠など、毎日の生活習慣。そして、腸内で善玉菌を増やす食材や、善玉菌のエサとなる食物繊維とオリゴ糖を積極的に摂ることが大切です。

- **善玉菌を増やす食品…**ぬか漬け、味噌、キムチ、納豆、鮒ずしなどのなれずし
- **水溶性食物繊維を含む食品…**玉ねぎ、ごぼう、にんにく、昆布、わかめなど
- **オリゴ糖を含む食品…**玉ねぎ、大豆、ごぼう、いんげん、アスパラガスなど

また、体内に発生する活性酸素は目の老化を早めたり、病気を引き起こしたりするので、その原因となる疲労やストレスをできるだけ感じないように日々を過ごすことが、老化の予防につながります。

そうはいっても、現代社会において疲労やストレスを完全に排除することは、とても難しいことです。

そこで、白砂糖や食塩の量を控え、脂っこい料理を避けて、抗酸化力のある栄養素を含む食材をバランスよく取り入れることが有効です。

●抗酸化力のある食材・栄養素

かぼちゃ、にんじん、ブロッコリー、ほうれん草、ケールなど色の濃い緑黄色野菜やフルーツに多く含まれるベータカロテン、ビタミンC、ビタミンE。うなぎ、ごま、納豆、魚介類に多く含まれるビタミンB1、ビタミンB2、ビタミンB6、ビタミンB12。

●特に抗酸化力が高い食材・栄養素

緑茶、ワイン、アサイー、ブルーベリーなどに多く含まれるポリフェノール。大豆製品に多く含まれるイソフラボン。サケ、エビ、カニ、イクラ、キンメダイなど、赤味のある水産物に含まれるアスタキサンチン。

＊旬の時季に食べると、おいしいばかりでなく栄養価がより高く、安価に入手できます。

●眼球の血液循環を一定に保つ食材・栄養素

昆布、のり、豆類、ナッツ類に多く含まれるマグネシウム。

●活性酸素から細胞を守ってくれる食材・栄養素

シラス、カレイ、ワカサギ、キンメダイ、ねぎなどに含まれるセレン。

＊セレンはビタミンEと一緒に摂ってください。

タコやあさりなどに多く含まれるタウリン。

ブルーベリー、アサイー、カシスなどに含まれるアントシアニン。

●そのほか、目によい食材・栄養素

豚レバー、卵、高野豆腐、納豆などに含まれる亜鉛。

ほうれん草、ケール、ブロッコリーなどに含まれるルテイン。

マグロ、カツオ、サバ、アジ、ブリなどに含まれるＤＨＡ。

適度な運動が目をよくする

血流をよくするには、適度な刺激が必要です。

私たちは、昔の人に比べて歩くことが少なくなったといわれますが、もしほとんど歩かないで日々を過ごしていたら、それだけで体に不調をきたします。なぜなら、足腰の筋肉量が低下してしまうからです。

筋肉は血流に大きく関わっています。心臓から全身に送られる血液が体をめぐってまた心臓に戻るには、心臓のポンプ機能だけでなく、たとえば足の裏から心臓にまで押し戻すためのポンプ機能も重要です。

脚のポンプ機能はふくらはぎにあるため、ふくらはぎは「第二の心臓」といわれますが、それをしっかり働かせるためには脚を動かして筋肉を使うことが必要です。

全身の血流が滞っている状態だと、目の周りにも血液が循環せず、いくら「ジワー・パッ」をしても十分な血流にはなりません。それどころか不調や病気を引き起こしてしまいます。

そのため、私たちにとっては適度の運動が必要なのです。

仕事柄、デスクワークが中心であったり、ずっと座りっぱなしの作業だったりといった人は、一日の大半をそのような姿勢で過ごすことになり、運動不足に陥ります。

ですから、たとえば毎朝、会社の最寄り駅よりひと駅手前で降りて歩くとか、座りっぱなしの作業のときは30分～1時間ごとに立ってストレッチをするなど、意識して運動することを心がけてください。

私は長年、朝のウォーキングを続けています。ストックを持って突きながら歩くノルディックウォーキングは、とてもラクに長時間歩けておすすめです。

毎日、往復40〜50分くらい、休みの日は1時間以上、早足気味に歩きます。

近くにある山の頂上をめざして歩くのが、いつものウォーキングコースです。頂上に着いたら、ゆったりと景色を見ます。冬は、山の上から日の出を見るのです。山はとても空気がきれいで、歩きながら緑もたくさん見られて、心を落ち着かせてくれます。

景色は目にやさしく、屋内で近くばかり見ていた目の筋肉の力を緩めてくれるので、視界がクリアになり、気持ちがリフレッシュ。自律神経のバランスも整えてくれます。64ページでも述べましたが、自律神経は、血流をコントロールしています。

もちろん、ウォーキングは山歩きでなくてもかまいません。海沿いを歩いてもいいでしょうし、歩き慣れた家の周りをぐるぐると何周も歩いたってかまいません。要は、ストレスを解放して歩くことで、適度な運動になり、血流を促して目をよくすることが重要なのです。

実際に、**今まで、ほとんど歩かなかった人がウォーキングを習慣にしたところ、緑内障が改善されたという例もあります**。

たとえウィークデーは仕事で忙しく、運動の時間がなかなか持てないという人も、エスカレーターをやめて階段を利用するなどの小さなことを、できる範囲で積み重ねてください。そして、休日はゆったりと家で過ごす時間を取ったうえで、少しの時間でも外に出て遠くを見る機会を持ち、運動不足にならない程度の軽い運動をしてください。

こうしたちょっとした習慣が、目の不調を改善し、目や体の老化をゆっくりとしたスピードにしてくれます。

ただし、疲れてしまうほど運動をするのは、やり過ぎです。疲労してしまっては、また血流を悪くしてしまうだけ。それでは元も子もありません。

「早寝早起き」で視力はアップする

生活習慣が乱れることで血流が悪くなるというのは、はるか紀元前に古代ギリシャの医聖ヒポクラテスによって述べられていたことです。現代人がそれをよく理解していないことはとても残念ですが、とにかく、血流をよくするには生活習慣を整えることが先決です。

ぜひ今日から、早寝早起きを習慣にしてください。

可能なら、夜は10時には寝ることをおすすめします。成長ホルモンが出る時間帯は午後10時から午前2時頃とはよく聞く話ですが、その時間帯に眠っていることがベスト。なぜなら、**成長ホルモンは傷ついた細胞を修復し、細胞の入れ替わりを促す役割をしているからです。**

体の細胞は、日中、さまざまな要因で傷ついています。成長ホルモンが出る時間帯に眠っていれば、就寝中にそれを修復できるのです。目も同じです。早寝をして、その日に悪くなったところは、その日のうちに修復する時間をちゃんとつくってあげてください。そうでなければ、どんなに体にいいものを食べていても、血流を悪くしてしまい、視力は悪くなる一方です。

睡眠不足は免疫力も低下させます。免疫力が低下して、細胞の新陳代謝や修復がなされないとなると、当然、病気になりやすい体になってしまいます。

早寝の習慣をつけるために、夕方以降、コーヒーや緑茶などカフェインの摂取を避け、できれば飲酒もやめておきましょう。

早寝を続けていたら、目の状態がよくなり、視力が回復することもしばしばあります。午後10時から午前2時の間にしっかり眠っていれば、疲労や不調を短時間で回復することができます。できるだけ早く寝て早く起き、出勤前の時間を有効に使えるようになると、正常な人間の体内リズムが整います。すると、仕事も効率よくはかどって健康も維持でき、視力もアップするのです。

姿勢をよくすると視力は上がる

姿勢の悪さは、目の不調や視力の低下につながります。

昔は、前かがみの姿勢で机に向かっていたり、テレビを至近距離で見ていたりする子どもに、「手元が暗いよ」とか「目が悪くなるから離れなさい」などと大人が注意していたものです。

子どもだけではなく、大人の姿勢も悪くなってしまったのは、いつ頃からでしょうか。

電車に乗れば、スマホを見ている前かがみの姿勢の人であふれています。

バランスの悪い姿勢で、パソコン操作やデスクワーク、家事や育児などをおこなっていると、肩から上の血流が悪くなり、肩や首、目や頭や顔に、こりや痛みを感じるようになります。すると、目がしょぼしょぼしたり、視界がぼやけたりするなど、見えにくさを感じることがあります。視力が低下してしまう人もいることでしょう。

また、**同じ姿勢でスマホやパソコンなどの画面を凝視していると、眼球を支える外眼筋《がいがんきん》といわれる6本の筋肉が緊張状態になり、目の焦点も近いところで固まってしまいます**。その状態が長くなればなるほど、やがて目の周りの筋肉が疲弊していくのです。

すると、血液中に疲労物質や老廃物などが発生し、血流が悪くなって、代謝が悪くなり、疲労感が取れにくくなります。そのまま疲労が蓄積していくと、遠くが見えづらくなったり、逆に近くが見えづらくなったりといった症状が出る場合もあり、視力低下につながります。

目の周りの血流をよくして視力を上げるには、こうした日頃の生活習慣をひとつずつ見直し、改善する必要があります。

日頃から正しい姿勢を心がけ、見るものとの距離や明るさを十分に考慮し、目や肩、頭を「ジワー・パッ」と押圧してください。

目の健康はもちろんのこと、病気にならずに元気な体を維持するために、日頃から正しい姿勢を保つように努力してください。

いつも姿勢を正しく保てている人は、血流がよく、自律神経が整っているため、気持ちがふさいだりすることも少ないといえるでしょう。反対に、心理的ストレスをかかえて抑うつ状態になると、交感神経が優位になって筋肉をこわばらせ、姿勢を悪くする原因にもなります。

血流がよいと、不調の原因となる目の周りの疲労物質や老廃物も排除されるので、不調を感じることが少ないはずです。

しかし、血流が滞ると、何度も繰り返しますが目への影響は甚大《じんだい》です。

視力は低下し、視界がぼやけ、ドライアイに悩まされ、痛みを感じるなど、さまざまな不調が出てきます。

ところが、目をつぶって生活するのが困難なのと同じで、どんなに不調が出たとしても、ものを見ずにはいられないのです。ですから、なかなか目を休ませることができず、酷使し続けてしまう、ということに陥りやすいのです。

しっかりと目を休ませられるのは、時間に余裕があるとき、そして寝るときくらい。そういった時間には、あれこれ気になることはひとまず置いておいて、目を閉じて心を落ち着かせ、十分に目を休ませてあげましょう。

デスクワークの時間が長く続いたり、ちょっとスマホを見続けてしまったと感じたら、休憩を取ってリフレッシュ。さらに「ジワー・パッ」をして、目の疲れや痛みを取り、乾いた目にうるおいを取り戻し、クリアな目でリスタートしてください。

目薬よりも効果あり！ 蒸しタオル療法

目が痛いとか、目が疲れたと感じたら、すぐに「ジワー・パッ」をしてください。**その都度おこなうことで、すぐに解消しやすい**のです。

ただし、結膜炎やものもらいなどの炎症がある場合は「ジワー・パッ」をせず、眼科にかかってください。

もし、時間に余裕があるようでしたら、次のようなスペシャルケアをプラスしてみてください。

おすすめは、目を温めることです。

お湯に浸してかたく絞った蒸しタオルを用意して、それを目にのせて温めるのです。手で絞れるくらいの温度で、体温より温かい40～42℃が目安です。

濡らしたタオルをレンジで温めるのも手軽にできておすすめです。その場合は、高温とやけどに十分注意してください。

タオルを目にのせる際は、必ず目を閉じ、リラックスした姿勢でおこなってください。

温かいタオルを目にのせると、目の周りがじんわりと温まってとても気持ちがよいものです。緊張し通しで固まってしまっていた目の周りの筋肉が、結んだひもがほどけていくかのように緩みます。こめかみや頭部のこわばりも同時に解けて、目や頭、首あたりまで、ラクになるでしょう。

自分でつくる蒸しタオル以外に、目を温める市販のグッズなども使ってみたら便利だと思います。

蒸しタオルで目を温めてから「ジワー・パッ」をおこなうと、ダブル効果で目の周りの血流が一気に上がり、目薬をさすよりも効果絶大。

さっきまであった目の痛みが取れたり、慢性的な頭痛が緩和されたり、ドライアイがうるおったり、重かった目がパッチリ開いたり……、といった効果を感じ取れるはずです。

血流アップ押圧(血液循環療法)が受けられる治療院リスト

「ジワー・パッ」血流術(血液循環療法)が受けられる全国の治療院リストです。
まずはお電話で症状を伝えたうえで、予約することをおすすめします。

		治療院名	住所	電話番号
東北	岩手県	血液循環療法 くのへ療術センター	〒028-6502 九戸郡九戸村 伊保内6-28	0195-42-2424
関東	群馬県	健康機能回復整体・やすらぎ療術院	〒373-0042 太田市宝町626-24	0276-31-6450
		血液循環療法 SARASA	〒371-0811 前橋市朝倉町4-19-7 保高方	090-9855-7051
	茨城県	血液循環療法・ジョイフリー	〒321-0021 ひたちなか市三反田3326三反田アパート1-2-10	080-5515-1137
	埼玉県	自然＆健康ハウス	〒341-0042 三郷市谷口132-3	048-954-0503
		血液循環療法・かわぐち	〒358-0014 入間市宮寺2348-2	042-934-3438
		血液循環療法 おざわ	〒367-0048 本庄市南1-2-27	0495-21-0017
		血液循環療法 ターザン	〒340-0056 草加市新栄1-43-16	080-5384-4890
		血液循環療法・たけうち	〒334-0001 川口市桜町6-7-16	090-3508-6360
		整体院 喜龍	〒330-0854 さいたま市大宮区桜木町2-547-1コンフォートマンション大宮612	080-3737-8263
	千葉県	血液循環療法・東総整体	〒289-2505 旭市鎌数910-1	0479-63-2503
		あおぞら整体院	〒264-0015 千葉市若葉区大宮台2-8-3	043-376-5378
	東京都	血液循環療法・ほぐしサロンAmie	〒162-0041 新宿区早稲田鶴巻町518斉藤ビル1F写真屋さん45早稲田大学正門前店内	03-5272-8845
		血液循環療法 さわやかげんき(出張専門)	足立区	080-6743-3491
		遠藤 良子(出張専門)	町田市	090-8018-8723
		中村筋肉学研究所	八王子市	090-9971-4295

		治療院名	住所	電話番号
関東	東京都	上野毛歯科	〒158-0093 世田谷区上野毛4-31-5	03-3703-3336
	神奈川県	血液循環療法・はなはな堂	〒253-0053 茅ヶ崎市東海岸北2-1-58さんこうビル2階3号	0467-87-8775
		長坂 香代	横浜市(たまプラーザ)	080-4328-3987
中部	新潟県	血液循環療法・合氣院	〒957-0061 新発田市住吉町4-15-11	0254-26-9733
	長野県	あづみの健康施術院	〒399-8204 安曇野市豊科高家3760-41	0263-72-0100
	山梨県	血液循環療法院・たかお	〒400-0043 甲府市国母4-22-10	055-268-2655
	静岡県	血液循環療法・早稲田施療院	〒431-3102 浜松市東区豊西町160 ㈲ユー・トラック第一 内 トレーラーハウス	070-5662-9910
		血液循環療法・やなぎはら	〒417-0805 富士市鵜無ケ淵480-37	090-1231-5381
近畿	三重県	血液循環療法院・上地	〒519-5205 南牟婁郡御浜町志原1877-5	090-1622-4524
	京都府	有楽健康整体院	〒621-0834 亀岡市篠町広田3-8-5	0771-25-7149
	大阪府	学院付属大杉治療院	〒560-0013 豊中市上野東3-18-1-308	06-6846-2256
		血液循環療法・こんどう	〒561-0812 豊中市北条町4 10-1-301	080-3394-7902
		血液循環療法 手らぴーナ	〒533-0003 大阪市東淀川区南江口1-1-41ブランズシティ上新庄616	080-1442-9365
四国	高知県	きたむら(女性のみ)	〒782-0003 香美市土佐山田町宮ノ口574-1	090-7574-7856
九州・沖縄	佐賀県	血液循環療法・ヘルシー	〒849-1312 鹿島市大字納富分甲50(ヘルシーみやざき鹿島薬局内)	090-3199-2839
	長崎県	血液循環療法・やまだ	〒853-0032 五島市大荒町1918	090-8222-1918
	鹿児島県	血液循環療法 ほうぞう	〒899-5231 姶良市加治木町反土2007-1	0995-62-5517
	沖縄県	整体院 運天	〒901-0152 那覇市小禄917-1コンフォートT.ハイム304	090-1948-7525

※掲載の情報は2019年8月現在のものです

大杉幸毅（おおすぎ・こうき）

大杉治療院院長。岡山県生まれ。1974年、日本大学農獣医学部卒業。80年に「血液循環療法」創始者の直弟子、村上浩康氏に師事し、82年に赤門鍼灸柔整専門学校卒業後に開業。現在、血液循環療法協会会長。血液循環療法専門学院院長。NPO法人日本綜合医学会副会長・食養学院副学院長・教授。

『血液循環健康法』（たにぐち書店）、『すごい血流術!』（PARCO出版）、『ひざの激痛が指一本で消えた! 驚異のひざ押圧DVDブック』（わかさ出版）など著書・監修書多数。

https://sikori.jimdo.com/

●血液循環療法を学びたい方のお問い合わせ先

血液循環療法専門学院

〒560-0013 大阪府豊中市上野東3-18-1-308

TEL:06-6846-2256 FAX:06-6846-2296

Eメール:sikori@ketuekijunkan.jp

http://www.ketuekijunkan.jp/

STAFF

カバーデザイン／金井久幸（TwoThree）

本文デザイン／横山みさと（TwoThree）

カバーイラスト／タナカユリ

本文イラスト／山本豊昭

執筆協力／水口千寿

校正／石井文雄

編集／村松千絵（Cre-Sea）

*本書の内容に関するお問い合わせは、お手紙かメール（jitsuyou@kawade.co.jp）にて承ります。恐縮ですが、お電話でのお問い合わせはご遠慮くださいますようお願いいたします。

「老眼」「近視」「緑内障」「飛蚊症」etc...

目がみるみるよくなる！血流アップ押圧

2019年9月30日 初版発行

2020年3月30日 2刷発行

著者 大杉幸毅

発行者 小野寺優

発行所 株式会社河出書房新社

〒151-0051 東京都渋谷区千駄ヶ谷2-32-2

電話 03-3404-1201（営業） 03-3404-8611（編集）

http://www.kawade.co.jp/

印刷・製本 三松堂株式会社

Printed in Japan

ISBN978-4-309-28747-8